JN145702

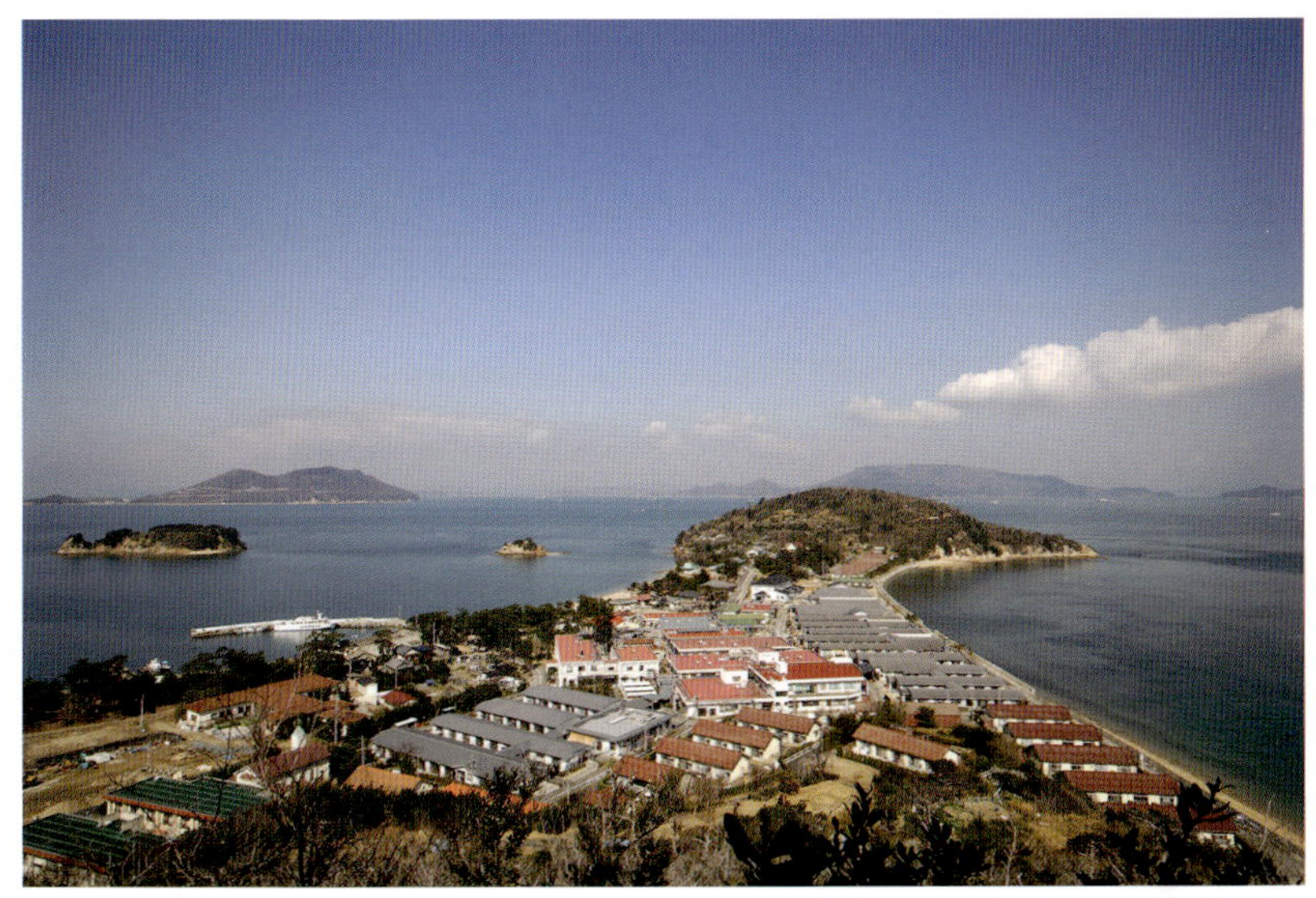

大島を南から北に遠望する（脇林清撮影）

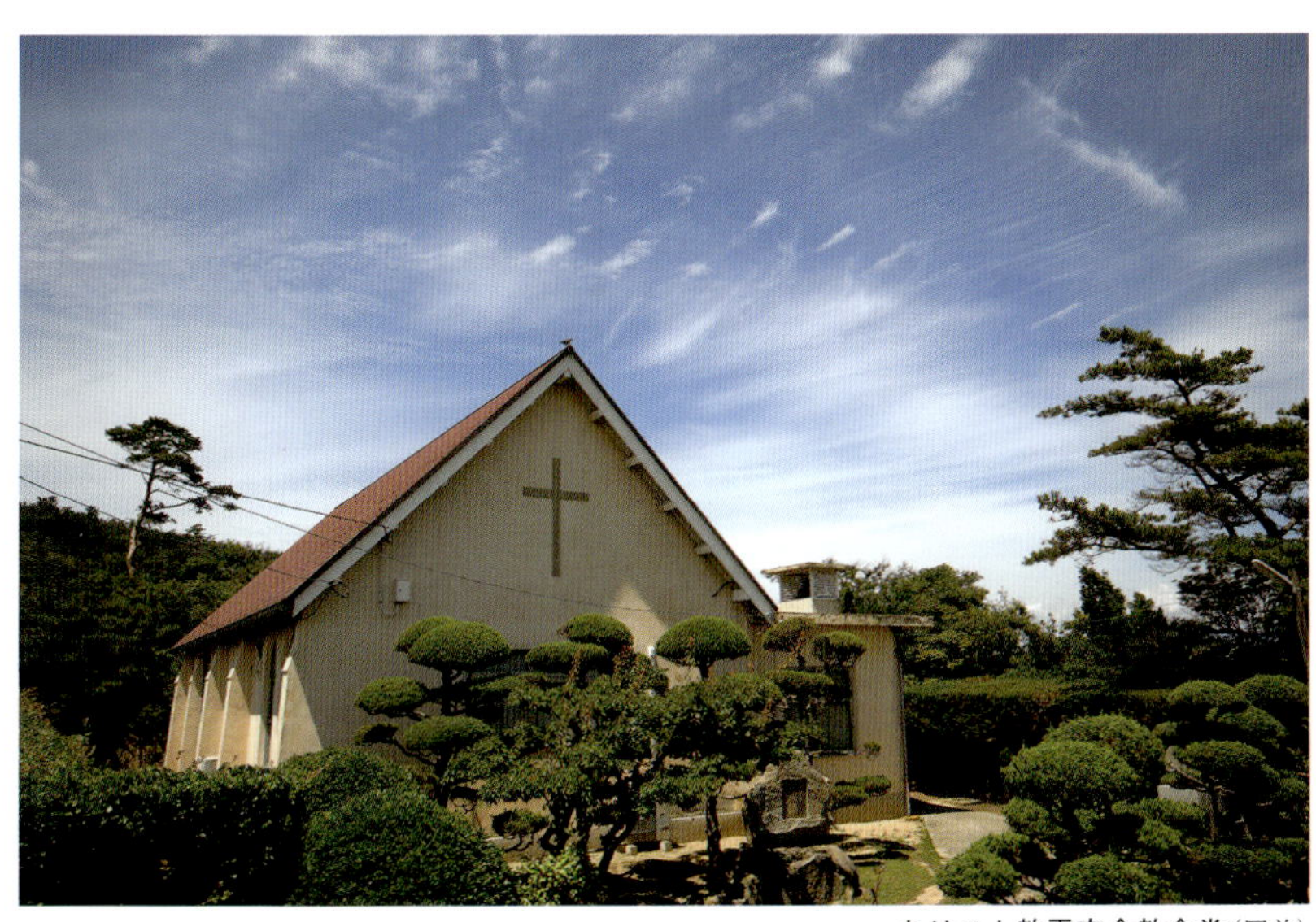

キリスト教霊交会教会堂（同前）

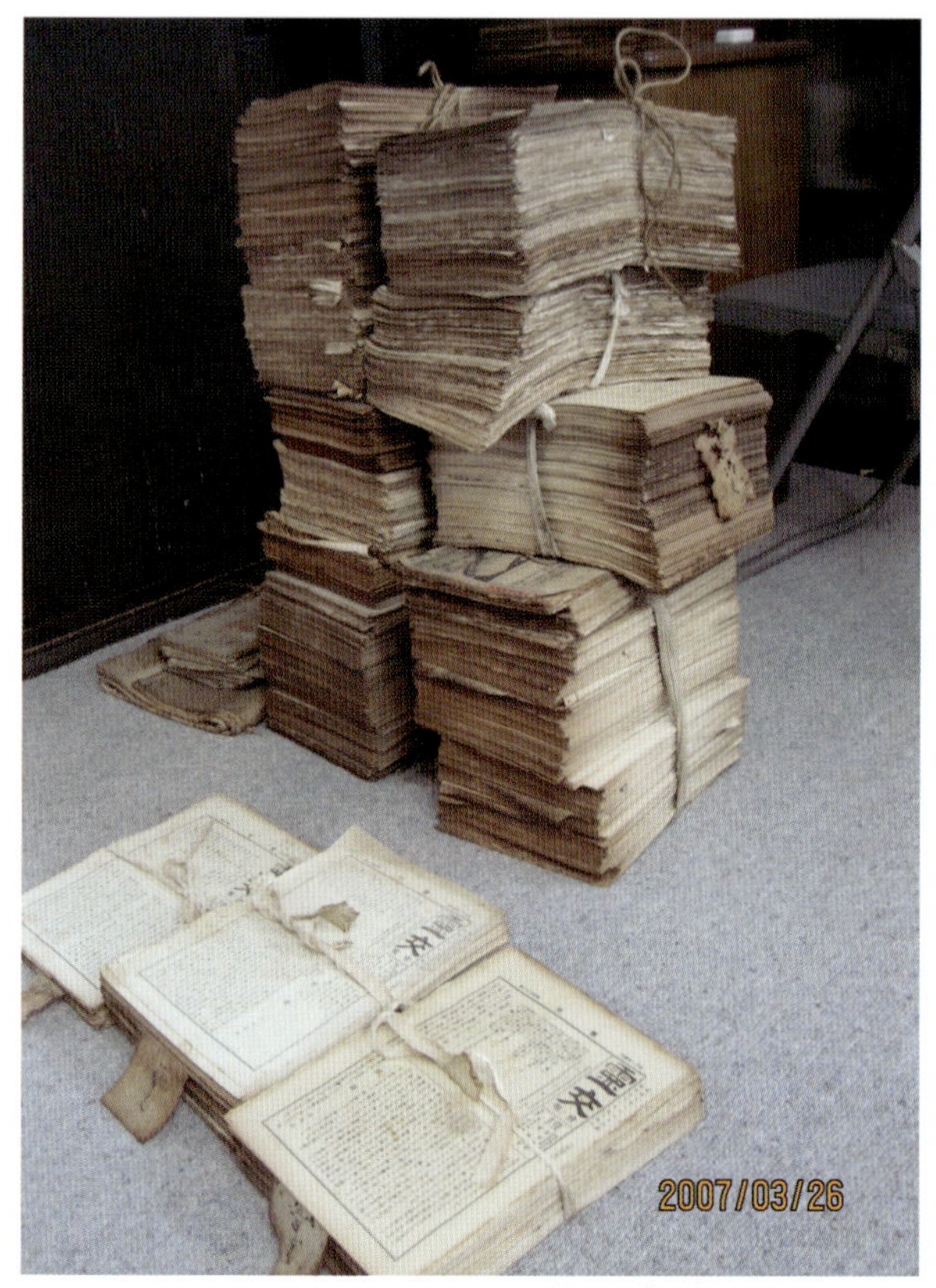

機関紙『霊交』の束（著者撮影）

島で

ハンセン病療養所の百年

本書を書く ——まえがきにかえて

「島で」と題した本書は、ハンセン病をめぐる療養所とそこに生きた療養者の生(せい)についての叙述である。

療養者の記録はこれまで、まず当事者である療養者自身によって作られ、残されてきた。二〇一五年二月の現在、ハンセン病をめぐる国立療養所は一三園あり、療養者の記録はおおよそそこで保管されている。ただしそれぞれの療養所によって保管のようす、記録の量はまちまちである。「らい予防法の廃止に関する法律」の公布と施行（一九九六年）、「らい予防法」違憲国家賠償請求訴訟原告勝訴（二〇〇一年）を経て、それ以前にくらべるとずいぶんと多くの調査者が療養所を訪うこととなった。二〇〇五年には、ハンセン病問題に関する検証会議の最終報告書がまとめられ、この一〇年にわたるハンセン病をめぐる情況の変化はまた、『ハンセン病文学全集』全一〇巻（皓星社、二〇〇二年〜二〇一〇年）、『近現代日本ハンセン病問題資料集成』戦前編全八巻（不二出版、二〇〇二年）、同戦後編全一〇巻、別冊一（同前、二〇〇三年〜二〇〇四年）、同補巻一〜一九、別冊二（同前、二〇〇四年～二〇〇九年）の刊行をもたらした。

そうしたハンセン病をめぐる事態と調査研究の展開をふまえて、わたしたちは、国立療養所大島青松園（香川県高松市。以下療養所の表記では国立を略す）をおもなフィールドとして調査と研究を進め、いくつもの目録を公開し、また、「リプリント国立療養所大島青松園史料シリーズ」（近現代資料刊行会）の刊行を二〇一二年から始めた（シリーズ1『報知大島』二〇一二年、同2『藻汐草』二〇一四年、同3『霊交』二〇一四年、刊行継続中）。

大島でのフィールドワークをとおして、療養所と療養者の過去の記録を整備するとともに、これまでの癩そしてハンセン病をめぐる歴史研究を点検してみると、おおまかにいえばそこには、強固に構築されたひとつの型があると考えるようになった。それは、隔離収容政策による療養所を苛酷な環境に充ちた空間ととらえ、その劣悪さにもかかわらず、療養所で暮らす療養者が生き抜き、たたかうようすを驚きをもって見つめ、それらを讃える歴史記述である。

この歴史記述は、ハンセン病史にかかわる歴史研究者が多用する「絶対隔離」という観点から導きだされている。「すべてのハンセン病患者を生涯にわたって隔離する」政策とそれがもたらした社会の反応の表現として

（無らい県運動研究会編『ハンセン病絶対隔離政策と日本社会―無らい県運動の研究』六花出版、二〇一四年）、また、ハンセン病をめぐる抑圧と差別の象徴として「絶対隔離」の術語を用い、それとの対照で療養者が生き抜き、たたかうようすを顕彰し賞讃する歴史記述がひとつの型として定着しているのである。

この術語が使われた文脈と意味を、その歴史においてみるとしよう。

東京市養育院医員の光田健輔が一九〇六年一月発行の『東京市養育院月報』第五九号に寄稿した論説「癩病患者に対する処置に就て」において、ヨーロッパの過去の事例を参照したうえで、国家が実施する隔離（「国家的離隔法」）と連動する「絶対的離隔」こそが、「新患者の発生を予防し得る」のであり、「年と共に人民に癩病の伝染病なることを教へ、自ら完全なる絶対的離隔法に到達することを期せざる可からず」と述べられていた。このののち、「国家的離隔」を実施するための法律が一九〇九年に施行される（法律第一一号「癩予防ニ関スル件」）。光田はそれ以降も一貫して隔離政策を推進し、それを実施してゆく医師である療養所長となる。

光田は、一九一五年二月一三日付で内務省へ提出した「癩予防に関する意見」で、「部分的隔離」に対する「絶対的隔離」を第一案として示した。さらに、保健衛生調査会委員就任時の光田からの提起をうけ、内務省衛生局が一九二一年に発行した『癩予防に関する意見』にもこの「絶対的隔離」の観点と方針がみえる。光田はそこで、「癩予防法改正に就ての私案」として、「癩の予防的作業は現今の如き部分的離隔より絶対的離隔に向つて進むにあらざれば其の効果を収め難し」と説いた。「部分的」にではなく、国立療養所を造って「浮浪癩患者を収容」し、「有資癩患者を収容する途を開」き、「各府県立療養所を拡張」して「絶対的隔離」を推進する案を光田は提言した。「伝染」を「予防」するために、「散在的に健康者間にある患者」をできるだけ「集合」させて「健康者に接触」させないようにすることが、そこでの目的だった。

「絶対的隔離」の語は、一九三〇年に内務省衛生局が発行した『癩の根絶策』にも継がれ、すでにヨーロッパで「患者の絶対的隔離を励行した」から「癩が無くなつた」との根拠を示したうえで、「現今も患者の隔離が唯一の手段であり、最も有効なる方法なのである」と唱えられたのだった。そのためには「癩患者を収容隔離」する療養所が必要となり、その設置とともに、「国民をして癩の本質を理解せしめ、患者をして、進むで療養所に入らしめるやうに導くことも肝要である」と説かれていた。唯一にしてもっとも有効な隔離を「全患者」に対して決行するために、「患者」みずからが、みずからを、療養所に隔離することによって、これが完全な仕組みとして整うと見通されていたのである。

一九三一年の「癩予防法」施行をまえに、この『癩の根絶策』というテキストにおいて、「絶対的隔離」の方針が定まったのである。ここでの要諦は、自己を隔離するという「患者」の自発性の喚起と理解と受容であり、また、当人やその家族が自分たちに隔離を課すことによって、この「絶対的隔離」という仕組みが完成するのである。

もとより、限られた予算と施設では、「全患者」の「絶対的隔離」は実現するはずもなかった。療養所は、内務省が目論んだような「患者をして悠々余生を終らしむる」「楽園」とはならなかったといわなければならない。その療養所で療養者は、生か死を選び、また自身の選択にかかわらず、その希望とはべつに、生き、死んだ。わたしたちは、できるかぎりていねいに、その痕跡をたどろうと構えた。

わたしたちは療養所と療養者の歴史を叙述するにあたって、いくにんかの療養者の生をとりあげることとした。だがこれは人物誌でもなければ人物列伝でもない。大島青松園というところでこれまでしばしば、ひとりの著名な女性がとりあげられ、それをもって療養所を考えることを済ませてきたところがあった。わたしたちのあらわす歴史は、特定の個人の顕彰を果たしてはいない。また、とりあげる在園者の人数をひとりではなく複数にすればよいというものでもないとの自覚もある。彼ら彼女たちがいうところの「病友」や、療養所外のひとたちとのつながりをとおして、わたしたちは、一人ひとりの療養者を歴史にあらわすように努めた。

本書は大島をフィールドとした協同作業のひとつの成果である。わたしたちはともかくも、大島の療養所とそこに生きた療養者の生を、ここにあらわしてみた。

目次

本書を書く――まえがきにかえて

Ⅰ　大島を訪う …… 11

Ⅱ　療養所の本棚――霊交会蔵書のあれこれ …… 25

Ⅲ　導きのひと――三宅官之治 …… 43

創設者の顕彰 …… 44

『癩院創世』 …… 52

三宅の文章 …… 61

Ⅳ　療養者を探索する――長田穂波 …… 69

穂波の本 …… 70

交流する穂波 …… 80

穂波が病む …… 90

V 著書を精査する——青木恵哉 …… 109

際立つ療養者像 …… 110
療養者の著書 …… 118
著書の読み方 …… 130
療養者の遺したもの …… 138

VI 几帳面なひと——石本俊市 …… 149

伝　承 …… 150
敬　慕 …… 155
興　行 …… 162
追　悼 …… 172

VII 大島を歩く …… 177

本書を終える——あとがきにかえて
参考文献

凡例

文献からの引用にあたって、以下の変更をおこなった。漢字カタカナ文を漢字平仮名文に変え、旧漢字を新漢字に変えた。原文にないルビをふったところがある。原文の改行を／であらわした。〔　〕内の表記は引用者による。

原文の明らかな間違いは、それを訂正せずにそのまま転記したり、ママとルビをふったりした。

本書では、かつて使われた語句や表現をそのまま引用したり、現在は使われていない語句を歴史をあらわすために用いたりしたところがある。

I

大島を訪う

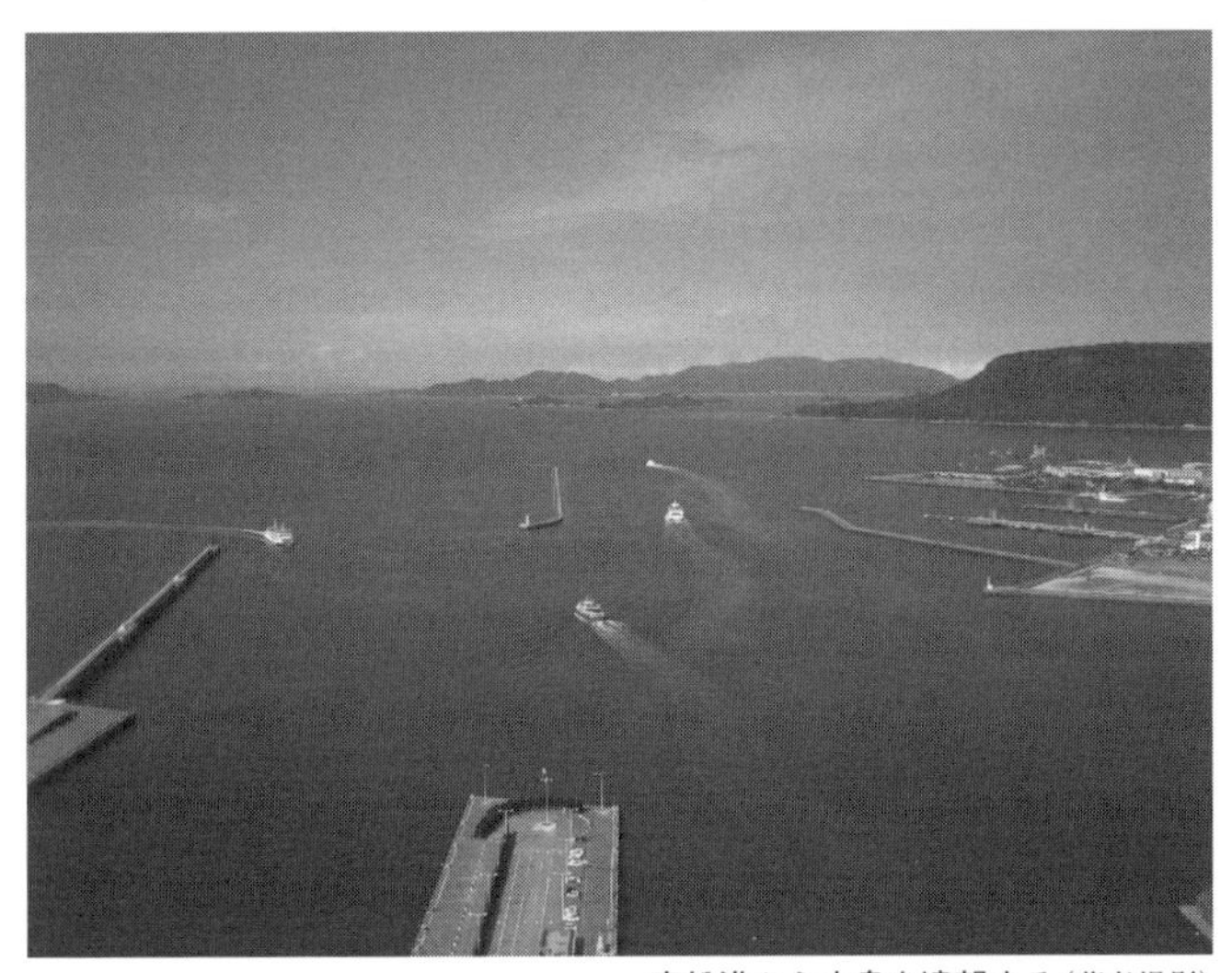

高松港から大島を遠望する（著者撮影）

囲いのなか

わたしが初めてそのなかへ入ったハンセン病をめぐる国立療養所は、多磨全生（たまぜんしょう）園（東京都東村山市）だった。ある自治体史の編纂にかかわる調査で高松宮記念ハンセン病資料館（現国立ハンセン病資料館）へゆき、そのついでに多磨全生園の園内を少し歩いたていどで、在園者のだれと話すわけでもなく、その当時はまだ療養所の史跡案内も整備されていなかったので、どこになにがあるか、そこにあるものがなになのかよくわからないままに歩いた。

いつだったのか覚えていないその遊歩は、一九九六年以前だったとおもう。「らい予防法」が現行法として機能しているときであっても、園内を歩くのになにか許可を申請するでもなく、だれに断る必要もなく園内を散策できたことがどこか不思議に感じられたものだった。

そのときは、なにも疑うことなく、高松宮記念ハンセン病資料館は多磨全生園の敷地内にあるものだとおもっていた。国立ハンセン病資料館となってからではないのだろうが、正確には療養所に隣接するといわなければならないと最近になって教えられた。両施設のあいだになにかしら柵やフェンスがあるわけでもない。背の低い生垣や門扉がいくらかあるにすぎず、おおかたの訪問者からすると、両者のあいだにあるという境界はわからない。

多磨全生園そのものが、内と外とを分ける明瞭で厳然とした完全な境界を設けていないともいえる。その周囲には塀がないところもあり、金網やブロックやコンクリートによる塀ではなく、柊（ひいらぎ）の木がびっしりと植えられたところもある。もっとも棘（とげ）がある柊は有刺鉄線のようでもあるが。

園内にある、園全体とその周囲をふくむ地図をみると、かつての街道の一部が園の敷地によって削除されているようにみえる。いま西武池袋線清瀬駅と西武新宿線久米川駅のあいだをバスでゆくとき、その路線は多磨全生園の縁（へり）に沿って迂回することとなる。このバスに乗って園の周囲を走るとき、その境界をしっかりと感じている。

園の周囲にいくつかある門で誰何（すいか）されたり検問されたりすることなく入れる療養所ではあったものの、やはりなにか特別な空間のようにも感じた。整然と升目のように区画された園内の道は、どこにだれがいるのか一目でわかるように計算されて造られたようにもみえた。なにか特別なものをみようとする目が、外部とは異なるようすをそこにみたのかもしれない、といまはおもう。

当時はそのときかぎりの調査だと、なにか確信があったわけでもなく、そう感じた。あくまでアルバイト仕事のひとつであって、自分の研究のためにふたたびここに調査にくるとはおもわなかった。

療養所の調査

初めての療養所内への立ち入りののちに、一九世紀末日本のコレラ流行をとおしてあらわれた生活者の心性や「衛生」という制度、思想、感性などを考察した論文をあらわし、ついで、一九世紀から二〇世紀にかけて生きた人びとの病への向きあい方を、養生から衛生へ、そして隔離へという転換としてとらえた論文を書いたわたしは、ハンセン病をめぐる療養所をフィールドとして調査と研究をおこなうようになった。
とくに見通しがあったわけでもなく、ともかく遠いところから調査を始めることとして、まず沖縄愛楽園（沖縄県名護市）に向かった。当初の計画では、ハンセン病をめぐる国立療養所一三園のすべてで聞きとり調査をすることとしていた。できればその聞きとりの記録をまとめて刊行したいとも考えていた。ただ、ある出版社のひとに調査計画を伝えたところ、聞きとりの内容が紋切型になるだろうと指摘された。

最初の調査場所である沖縄愛楽園では、聞きとり調査をすることができなかった。自治会会長の許可を得られなかったためで、すでに、ある大学の教員に調査を委託しているからとの理由だった。ただ図書室の利用は許され、まずはそこになにがあり、それがどのようなものかを片端から調べることとした。ハンセン病をめぐる療養所ではいまも、それぞれに発行責任者や発行者が異なるも、継続して逐次刊行物を発行している。沖縄愛楽園ではそうした逐次刊行物のひとつの始まりとなる『愛楽誌』や『愛楽』といった一九五〇年代に作られた冊子が残っていた。それらをデジタルカメラで撮影することが沖縄滞在中のわたしの作業となった。

つぎに宮古南静園（沖縄県宮古島市）、奄美和光園（鹿児島県奄美市）、星塚敬愛園（鹿児島県鹿屋（かのや）市）を調査するなかで、各園内発行の逐次刊行物は、論説、日誌、時論、詩歌、小説、随筆などが掲載された総合誌といってよい構成と内容で、そこに載る文芸が研究にはほとんど活用されていないと感じるようになった。他方で、いくにんかの在園者から話を聞いてゆくと、さきの出版社子の指摘が的確だったと知ることとなり、ただ、紋切型であってもそれらを記録する必要と意義はあるだろうとおもったものの、総合誌の方が気になり、以後の調査ではおもに古い総合誌をデジタル撮影してゆくこととした。園内発行の総合誌では、手書きガリ版(謄写版)刷りの逐次刊行物がわたしの印象に強く残り、とりわけ、「復帰」直後に創刊された、奄美和光園の『和光』第一巻第一号(一九五四年一月)の表紙に描かれた、日の丸旗の丸を彩る赤の色が忘れられない。

大島へ

二〇〇四年に初めて大島へ渡った。香川県高松市内のホテルからタクシーで高松港へ向かうとき、どこゆきの船に乗るのか運転手に尋ねられ、大島だと応えると、東京の大島?と驚かれた。その後、大島ゆき乗船場が明示されることとなるも、そのときは大島青松園のある瀬戸内海の島を知らないタクシー運転手が高松にいたことが意外だった。大島にかようようになるなかで、高松市内の花屋から大島の在園者に花を送ろうとして二度とも店員が大島を知らないことに、わたしが驚いた。

大島ではまず自治会事務所に挨拶をしたうえで、その隣の文化会館図書室で大島の総合誌である『藻汐草』などのデジタル撮影を始めた(本書II参照)。作業をする図書室に、近くのスピーカーから流れる「ローレライ」のメロディーがよく響いていた。これは、かつて目のみえないひとに所在を報せる「盲導鈴(もうどうれい)」などと呼ばれた装置の名残で、大島ではもうひとつ「乙女の祈り」が流れている場所もある。療養所によってこうしたメロディーがあったりなかったり、それぞれに曲が違うことをだんだんと知ることとなる。

わたしの療養所調査は、国立では東北新生園、栗生楽泉園、駿河療養所以外の一〇園をまわったところで、大島に重点をおいておこなうこととした。歴史研究者のいうところの「史料」が大島にいちばん多く残っていたからではなく、わたしの興味や関心にみあったからだった。それは、ひとつには長田穂波という療養者を知ったことにあり、また彼を知りたいとおもう気持ちが、いくつもの忘れられていた記録を引っぱりだすきっかけになっていったからであり、それらをとおして、大島における「史料」の歴史を考えるようになったからだったと、いま、まとめることができる。

堂宇のなかへ

療養所にはかならず複数の宗教施設がある。療養者の多様な信仰にみあうようにそうなったという。信仰心のないわたしは、普段の生活で礼拝堂などを必要としていない。調査先でも外から眺めるくらいだった療養所の教会堂のなかに大島で初めて入った。教会堂というものに入る機会がこれまでに少なく、わたしはそのようすをよく知らない。キリスト教霊交会の教会堂のような図書室はどのくらいあるのだろうか。玄関から図書室と礼拝堂へ入るには、それぞれに押し引きして開け、手を放すとまた閉じるバネのついた木の戸がある。ふたつの部屋を分ける木でできた大きく重い引き戸。レールのついた書棚のガラス戸。どれも古い造りのあらわれとなっている。十字架のついた木製の椅子も堂内をよい雰囲気に充たすに一役かっている。

ただ、現在の建物は創建当時のままではなく、窓の造りが大きく変わってしまった。かつては和室もなく、鐘楼の位置もいまとは違った。いまは三室のすべてに冷暖房のエア・コンディショナーがついている。一年のうちで、五月と六月、九月と一〇月は、エアコンを使わなくとも教会堂でここちよく過ごせる日が多い。滋賀は近江八幡のW・M・ヴォーリズ建築事務所が図面を引いた礼拝堂は天井が高く、日曜日ごとの聖日礼拝に歌われる讃美歌がよく響く。この教会堂の図書室が、大島でのわたしの仕事場となった。

大島を訪い始めてしばらくのあいだは、日曜日の朝から作業をしていても聖日礼拝にでることはなかった。理由は単純に、信仰心のないものがいる場ではないとおもったからだった。初めは奏楽のオルガンをだれが弾いているのかわからなかった。かつて大島のシルヴアスター楽団にいたことのある信徒かとおもったがそうではなかった。数字を押すとその番号の讃美歌が録音されたテープ音が再生される機器があるのだ。讃美歌の響き、牧師の説教、司会者による報告などをぼんやりと聞きながらの作業が日曜日の常となった。

鐘楼と屋根つづきになっている教会堂の玄関を開けておくと、春には鶯、夏には蟬の音がとてもよく響く。図書室の窓を開けると燕のおしゃべりもよく聞こえる。エアコンの送風音とモーター音がしなければ、蛙の鳴き声、定期船の警笛、船のエンジン音、鳶の声といろいろな音が耳に入ってくる。いちどだけ図書室に泊まったその夜は、怖いくらいの静寂の帳（とばり）のもとでひとり寝た。

礼拝堂の西側は、北の山につづく桜並木の一本道。植えられた枇杷は毎年実をつける。すだちもあるとつい最近になって知った。海に面する東側は防風の備えか木々が密集する。そのなかに椿の木がいくつもある。たぶん侘助もあるとおもう。春にはまっ赤ないくつもの花が落ちる。

大島で

一〇年におよんだ大島でのわたしの作業の眼目は、記録をとるというところにあったとおもう。ただ、省みれば、記録することに徹する潔さはなく、個別の療養所やその全般の調査や研究の情況に対してあれこれと、いわば、おしゃべりをする、口をだす、文句をいう、など記録者であるにとどまれなかった。

それでも蔵書目録を作るなど、大島で療養所と療養者の歴史を知るときの手立てになにがあるかを記録し、ずいぶんと多くの目録を発信してきた。過去を知る手がかりであり、その知り方を再考してあらためて鍛える道具ともなる造物(もの)として史料なるものを活かすことが、歴史学研究者のつとめだとおもう。その史料が大島では思いもかけずつぎつぎと登場したようすを記録して発信してきた。それは自己に課した用務というよりは、だんだんとわたしを動かす醍醐の味となっていった。在園者から忘れられ、ハンセン病問題に関する検証会議による調査でも見落とされ、職業ジャーナリストや職業研究者の発掘対象とならなかったいくつもの過去の造物と出会うこととなった。それはうれしい瞬間であり、楽しい時間となり、また一方で、過去をたどり歴史を書くわたしの資質と能力を問う厳しい探針のようでもあった。

二〇〇四年以降に長島愛生園(岡山県瀬戸内市)の神谷書庫や愛生誌編集部で史料を撮影したり、国立ハンセン病資料館で史料を複写したりするときもあったが、それ以来、大島がわたしにとって重要で大切なフィールドとなった。

　大島でつづけた目録を作るという作業は、いきおい、図書室に籠ることとなる。だんだんと作業が進むにつれ、また、いっしょに作業をする仲間ができたおかげで、島のあちこちを歩き回るようになったものの、最初のうちの作業はひとりで、室内で、となった。ときどき信徒がお弁当を差し入れたり作業のぐあいを尋ねにきたりという闖入があるくらいで、ひとり静かに本や手書き原稿を手にとって、その書誌情報を入力する作業がつづき、それはふだんの職場やほかの調査先では得がたい不思議な時間が連続する日々となった。わたし自身が書誌情報入力マシーンとなって作業に没頭する時間であり、本に書き込みを残したかつての信徒の読書の痕（あと）をたどる冒険のような時間でもあり、そうした時間を自由に使える特別な空間に図書室がなっていった。教会堂のなかの図書室だからといって、神を感じて畏（かしこ）まることはなかったようにおもう。ただ図書室の壁には霊交会創設者のひとりと宣教師夫妻の肖像写真が掲げてあり、その三人と目をあわせたことはあった。彼らと彼女はときおりわたしの作業を点検していたのかもしれない。

教会で

　信仰の場である教会を、わたしは歴史を考えるための作業場に変えた。わたしにとって信仰の場は、木の大きな戸で隔てられた向こう側であって、おおよそ百年にわたって本が蓄えられた場所である教会堂のなかの図書室でわたしは、蔵書の目録づくりとともに、本などを療養所と療養者の生の歴史を考えるための手がかりとして整える作業をしていった。

ときにそこは、ご飯を食べるダイニングになり、木戸の向こうの礼拝を少しだけうかがう不信心ものがときを過ごす場となり、また信徒との団欒や協議のリビングともなった。のちに、かつての代表は教会堂のなかでの飲食を許さなかったと聞いておおいに恐縮したものだった。

あるとき、霊交会信徒とわたしたちで進めている事業について、図書室で打ちあわせをしたことがあった。少し遅れ気味の作業の進度を速めて期日までに確実に終えるためにやるべきことがなにかははっきりしていた。わたしがそれを提案したところ、信徒にはそれは、いささか躊躇するところがあるようにみえた。その理由もいくらかは推しはかれるところがあった。でも信徒側が期日を決めたのだから、それはやるよりほかない手続きだった。同じことをくりかえし提案すると、それは料簡が狭いのと違いますか、と憤懣をぶちまけるといってよいほどの応答がかえってきた。それもまたわたしには理解できるところだった。

あれからおよそ五年を経たいま、強い静電気に触れたときのような驚きと痛みとしてそのようすを想い起している。そうした刺戟を引きだしたわたしの発言は、ほかに言葉の選びようがなかったのか、話しぶりの調子はあれでよかったのか、と省みても、ほかの手立てはなくあれでよかったようにもいまはおもう。あのときに懸案となった事項はなんとなくやりすごされ、事業はほぼ予定のとおり終えることができた。それをもってよしとしてよいだろう。

いつのころからか、日曜日ごとの聖日礼拝に集まるひとが減ったと感じ始め、それが気になり、大きな木戸の向こうへいって、わたしも礼拝堂の隅で椅子に腰かけ礼拝にくわわるようになった。改宗したわけではなく、枯れ木も山の賑わいといった感覚だった。いくつかの讃美歌も覚え、五三九番と五四一番は歌えるようになった。

大島から

大島は一九〇九年以降、隔離施設のある島となった。では、いつ、そうではなくなったのだろう。隔離を定めた法律が廃止された一九九六年だろうか。おそらく大島でも、それ以前であってもある時期以降は、とくに許可を申請しなくとも船に乗って島を往き来できたとおもう。だがやはり、その時期を無闇と引きのばすことを許さない隔離の現実が大島にあった。伝染病に罹(かか)ったものたちを隔離するための施設がある島であるがゆえに、島の出入りは自由にならなかった。だから当事者たちは、そこは「閉ざされた島」なのだとみずからを蔽(おお)う鬱屈をもって表現したのだし(大島青松園入園者自治会編『閉ざされた島の昭和史—国立療養所大島青松園入園者自治会五十年史』大島青松園入園者自治会(協和会)、一九八一年)、そこに暮らすものたちは、かつていた場所と島とのあいだにある「隔絶の里程」を痛恨の思いで計ったのだった(長島愛生園入園者自治会『隔絶の里程—長島愛生園入園者五十年史』長島愛生園入園者自治会、日本文教出版、一九八二年)。

そう見据えたうえでなお、さきに書いた、自由にならなかった、というその内実をきちんと問わなくてはならないとおもった。当事者が「閉ざされた」とうけとったその経験に即して、その閉ざされぐあいをきちんと歴史のなかにたどり、それをまた歴史としてあらわすことが、わたしたち歴史学研究者の仕事である。

外から大島へ渡ろうとするものたちが確かにいた。それは、神の教えに導かれた救済を使命とする伝道者であり、慰めと憩いをもたらそうとする慰問団や寄附者や篤志家であり、共闘を目指す研究者やジャーナリストだったり、また、島の過去をめぐる記録を整えようとするものだったりした。ここ五年くらいは、島に吹く特別な風にふれこの島にだけ流れる時間にからだをあずけて癒されるために島に渡る人びとが増えたようにみえる。

島から外に向けて、つながりを希(のぞ)むひとたちもいた。少なくとも島内で発行されたふたつの誌紙が島外へも送られ、島での芝居興行に島外の人びとが招待され、伝染病に罹ったわが身を自覚しながらもなお「赤裸々で御交際を願」う病者がいたのだった（『霊交』第六巻第三号、一九二五年一月）。島外との交わりやつながりを望む願いは、喩(たと)えていえば、いくすじもの糸のように、島から発せられていた。波に浮かび風にさやぐ糸を向こう岸のひとたちはうまく手繰れたか。島にゆくとそうした糸のいくすじもの痕跡があった。島であらためて、島から流された糸の痕に気づく。（ここでの糸の喩えは、広島市現代美術館で二〇〇八年六月から八月まで開催された「石内都展 ひろしま Strings of Time」から借用した）

書史という構え

わたしたちは、療養所と、そこに生きた療養者の生(せい)のなにを知っていたのか。それは療養者というひとつの集団の生(life)であり、また、一人ひとり異なる療養者の生(lives)である(阿部安成『透過する隔離—療養所での生をめぐる批評の在処』滋賀大学経済学部研究叢書第四八号、滋賀大学経済学部、二〇一四年)。療養者を観察してきたものたちはこれまで、その生を、悲惨で憐れむべきものと仁慈の眼ざしでみつめ、そうした逆境を撥ねのけ打ち克ったとやたら讃えたり、純真な作品を創りだす魂の顕現として祀りあげたりしてきた。

大島を調査と研究のフィールドとして作業をするわたしたちは、いまに残る過去を知るための手立てに応じて療養者の生を考えようと構えた。過去への向きあい方として、そうした姿勢はなにも目新しくはなく、とても当たりまえの態度ではある。過去をめぐる記録に即く、記録に即するといっても、それは記されたことをそのまま事実や真実としてとらえて過去を再現しようとするものではない。過去をもういちど再構成するときに、過去を知る手立てにもあるその歴史をふまえて、過去を考えるための手がかりとしながら、歴史を書くその書き方をも考えるという構えをわたしは「書史」と名づけてみた(阿部安成「島の書、書の園—国立療養所大島青松園をフィールドとした書史論の試み」『国立ハンセン病資料館研究紀要』第二号、二〇一一年)。もともとは、書物の歴史という意味の「書史」という語を、本書では、過去を考え、歴史を書くための構えとしておいた。べつにいえば、過去を考え、歴史を書くためのわたしたちの用意はなにかを点検しながら、それらを実施しようとする試みである。

島にある書史を手がかりに療養所の歴史を考え始めると、大島では、いくにんかの療養者を介して、自治と修養と信仰が連結し、それらが連動していたようすがわかる。これを三連環と呼んでみると、そこにはまた文筆や演劇という技術を介して、療養者がつながり、自分たちの生を表明していたようすをたどることができる。角度を変えると、三連環の組みあわせが万華鏡のようにつぎのかたちへと動く。大島を訪い、わたしたちがその一端をつかむことができた島のうえの歴史を、ここに書くこととした。

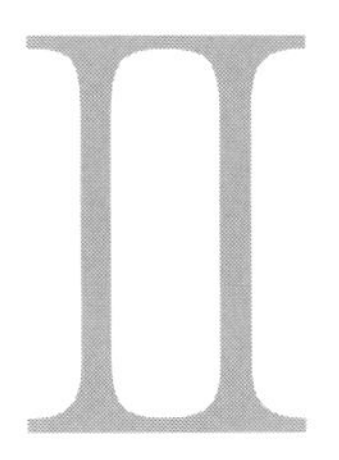

療養所の本棚

——霊交会蔵書のあれこれ

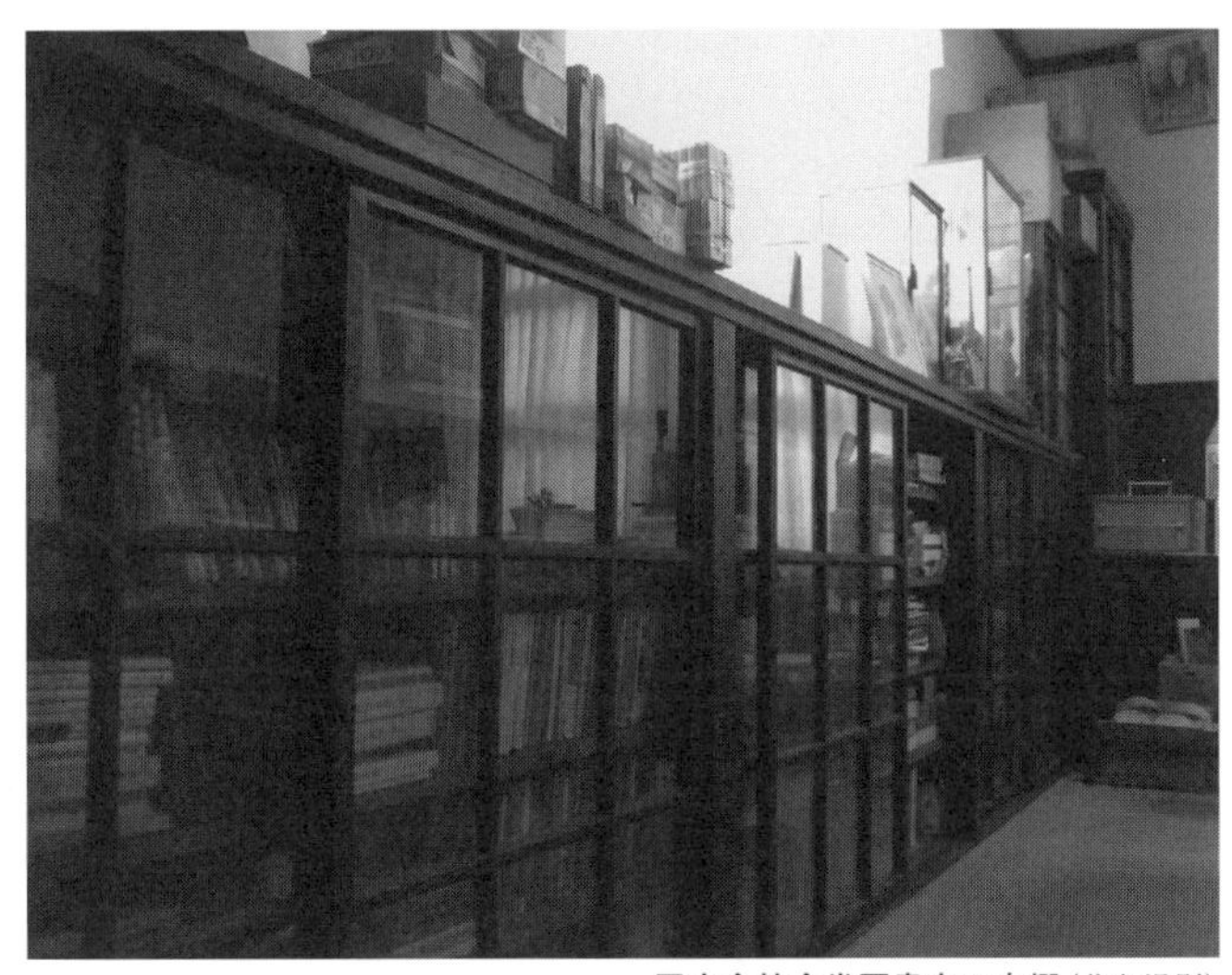

霊交会教会堂図書室の本棚（著者撮影）

図書室

ハンセン病をめぐる国立の療養所には、かならず図書室がある。場所によって、療養所が管理しているところもあれば、自治会をとおして在園者が運営しているところもあり、それによって、だれのための図書室なのかが違ってくる。図書室が療養所内のどこにあるか、どのくらいの広さの部屋か、書架はスティール製か木製かも施設によってそれぞれで、そうした図書室にならぶ本のようすも、療養所ごとにずいぶんと異なっている。

わたしたちが調査でかよう大島青松園には、自治会事務所と道一本を隔ててたつ文化会館内に図書室がある。この文化会館には、将棋をする部屋と園内で編集発行している雑誌『青松』の編集室もある。図書室には三二畳もある広さの部屋があてられ、三方の壁についている大きな木製の本棚に、ゆうに五千冊はあろうというたくさんの本がならんでいる。自治会が運営してきたこの図書室では、かつては担当の係を決めて盛んに貸しだしがおこなわれていた。いまは借りるひとも少なく、ときどき新聞をみにくるひとがいるか、眼鏡などの出張販売のときにいくらか賑わうくらいとなった。

大島青松園の園長や事務職員がつめる本館には、医師たちが使う図書室があるようだが、わたしはそこに入ったことがない。岡山県瀬戸内市にある長島愛生園では、そうした現役の医師たちがいまも利用している図書室で調査をしたことがある。医学の専門書だけでなく、療養者の著作がいくぶんかでもあったことが意外だった。

教会堂と図書

わたしたちが大島青松園でよく利用するもうひとつの図書室が、教会堂のなかにある。キリスト教霊交会信徒のためにあるこの教会堂は一九三五年の竣工で、米国のミッション団体からの寄附金を元に、滋賀県近江八幡のW・M・ヴォーリズ建築事務所が引いた図面で建てられた。造る当初から、教会堂に図書室をおくことと、信徒でなくてもそこを利用できることが決められていた。南側の壁面いっぱいにつけられた木製の本棚には、およそ二千冊の本がある。さすがに教会堂内の図書室だけあって、聖書を始めとしたキリスト教の宗教書が多い。

わたしの大島青松園での調査は、まず文化会館図書室で始まり、そこにいくつもの著書を残していった長田穂波という療養者のことが気になり、彼のほかの著作を探すために調査場所を教会堂図書室に移した。

書棚のそれぞれの段には、奥と手前とに重なって本がならんでいて、一見したところではどういった本があるのかよくわからないほどに冊数が多い。穂波の著書をあらたにいくつかみつけたものの、彼が書いたすべての本を確認するにはいたらず、けれども、書棚の本を動かしているうちに穂波の日記が一冊だけでてきた。それは霊交会の信徒からも忘れられた日記だった。あれこれと図書を手にとるなかで、いくつかの本に、はっきりとしたペン書きや赤鉛筆による文字の書き込みがあると気づいていった。それは、穂波の日記の文字とよく似ていた。穂波のほかの著作や、ほかの本への穂波の書き込みを探すうちに、この図書室の蔵書目録を作ろうとおもった。

目録づくり

二〇〇八年二月末から三月の初めにかけての調査で、蔵書目録を作り始めた。教会堂は大島の小高い丘のうえにある。もともとはるか昔にはふたつの島だったという大島は、その北と南がいくらか高い山となっていて、そのあいだに在園者の住む寮や治療棟、事務棟などがたっている。北の山へゆくとちゅうの丘に各宗教団体の施設があり、霊交会の教会堂もそのなかにある。

島に着くと教会堂まで坂をのぼり、夕方の船にまにあうよう桟橋へ向かうまで、ずっとひとりで、一冊ずつ本を手にとって、その奥付に記された書誌情報をひたすらノートパソコンに入力する作業がつづいた。ときどきは、在園者がわたしの仕事ぶりをみにきたり、お弁当が差し入れられたりもした。一日に書棚数段の蔵書目録を作る進みぐあいだった。

本を手にとるにつれ、そこに印刷された文字だけが図書の伝える情報なのではなく、押された蔵書印、傍線や〇や△の記号や、メモなどの書き込み、献辞といったものが、本を扱うひとのようすや、本を介したさまざまなひとのつながりを伝えていると知るようになった。書名、著者名、出版社名、発行年にとどまらず、いろいろな情報を蔵書目録の備考欄に入力することが多くなる図書もあった。ある場所で長い時間を経てきた本は、著者が原稿を執筆した内容にくわえて、それぞれの本そのものの歴史をみずからのうちに蓄えているのだ。まったく読まれていないだろうとみえる本もいくつかあった。内容はさておいて、だれかが読んだりふれたりした、ともかくなにかしら過去の人びとの痕跡が残っている本があるかどうか、それはどんな痕なのかが気になるようになった。

聖書への書き込み

たとえば、一冊の聖書をみよう。一九三四年に神戸の日本聖書協会が発行した、革装幀のとても厚い『旧新約聖書』が教会堂の図書室にある。その表紙見返しに、「昭和拾四年五月 紀念のためこれを記す穂波」と黒インクのペン書きがある。署名のまえにある四項の箇条書きの第四に、「◎聖書は神の救ひを示し、為に何故に救はねばならぬかを示さる、これ罪と救ひ、死と復活の教理なり、こは全人類の、罪の真相と神の定めし公道を明かにするものなれば、これは信ずべく行ふべきものなり。これを信じ行ふ者に永生の聖約あり」と記されている。この聖書にはびっしりと、本文やその上下の余白に書き込みがある。ここには聖書を手にした「穂波」という名の療養者の信仰と決意が刻印されている。買ったばかりの聖書に書き込んでいったのか、読み終えたそのあとで書いたのだろうか。

一冊だけ残っていた穂波の日記は一九三六年の記録だった。その三月二一日欄の余白に、「長い間の憧憬と代価の準備に心を砕いて居つた聖書大辞典を注文して喜しい」と記されている。辞典購入をここ ろ待ちにしていたようすが日記によくあらわれていて、購入決心（三月一九日欄）、注文（三月二〇日欄）、到着（三月二七日欄）、読書（三月二八日欄）と頻繁に辞典のことが記されている。これがおそらく、いまも図書室の書棚にある『聖書大辞典』（日曜世界社、一九三五年再版、一九三四年初版）で、そこにも赤色で記された傍点や傍線がたくさんある。これも穂波の読書の痕だ。定価一五円の大辞典だった。

全集

この図書室にはいくつかの全集もまとまって配架されている。そのなかの数点をあげると、『内村鑑三全集』全二〇巻(岩波書店、一九三二年～一九三三年)、『藤井武全集』全一二巻一一冊(矢内原忠雄編、藤井武全集刊行会、一九三八年～一九四〇年再刊)、『畔上賢造著作集』全一二巻(三谷隆正編、畔上賢造著作集刊行会、一九四〇年～一九四一年)、『内村鑑三聖書注解全集』全一七巻(山本泰次郎編、教文館、一九六〇年～一九六二年)、『内村鑑三信仰著作全集』全二四巻(山本泰次郎編、教文館、一九六一年～一九六四年)、『賀川豊彦全集』全二四巻(賀川豊彦全集刊行会編、キリスト新聞社、一九六二年～一九六四年)、『矢内原忠雄全集』二七巻、欠巻あり(矢内原忠雄、岩波書店、一九六三年～一九六五年)、『黒崎幸吉著作集』全七巻(新教出版社、一九七二年～一九七三年)などが書棚にある。

図書室にならぶこれら全集の著者のうち、社会事業家として知られた賀川豊彦(一八八八年～一九六〇年)と、東京帝国大学教官だった矢内原忠雄(一八九三年～一九六一年)が、それぞれべつに、大島にきている。「トヨヒコ」と署名の入った色紙が霊交会にいまも残っている。矢内原は、畔上賢造(一八八四年～一九三八年)、黒崎幸吉(一八八六年～一九七〇年)、藤井武(一八八八年～一九三〇年)たちとともに内村鑑三(一八六一年～一九三〇年)へとさかのぼる無教会主義の系譜におくことができるキリスト教信徒でもあった。

霊交会の図書室は、公共の図書館のようにひとまず品揃えをしたといった配架なのではなく、もとより信仰と結びついた図書室であり、しかも、島外との交流のようすの一端がまた、蔵書にあらわれている場所なのだった。

霊　交

ここで霊交会の信仰についてみておこう。霊交会は、カトリックでもプロテスタントでもない、単立の教会に集う信徒団体である。現に大島青松園には、一九五〇年に「結成に関する具申書」を当時の自治会に提出して結成されたカトリックの信徒団体と教会堂もある。どの宗派の信徒もうけいれてきたのが霊交会だと信徒はいう。

常住の牧師がいない霊交会の礼拝には、日曜日ごとにずっと、島外から牧師が説教にきていた。毎週日曜日の午前九時一五分に鐘が鳴らされ、このところは九時三〇分から四〇分ころに大島に着岸する船で牧師がやってきて聖日礼拝が始まる。

会の名と機関紙名に用いられた「霊交」の由来はというと、「霊交とは神と人と霊と霊との清交を意味した名である」と、「創立紀念号」を組んだ機関紙に記録されている（軒雀「創立より現在迄の略歴」『霊交』第三巻第五号、一九二二年一一月一日）。いま機関紙『霊交』はリプリント版で読むことができる（阿部安成監修、解説『霊交』リプリント国立療養所大島青松園史料シリーズ3、近現代資料刊行会、二〇一四年）。

療養所のある大島で結成された霊交会は、矢内原忠雄を始めとした無教会主義の人びととの交流を持っていた。矢内原の大島訪問は、一九三五年、一九三七年、一九四四年、一九五九年と四回を数える。

矢内原が編集と発行を担った『嘉信』、黒崎編集による『永遠の生命』といった逐次刊行物も霊交会の図書室にある。図書室に残るいくつもの聖書のうちの一冊である『引照 旧新約全書』（大英国・北英国聖書会社、一九〇八年）には、黒崎、矢内原、塚本虎二などによる寄せ書きがみえる（阿部安成、石居人也「信仰とメディア—国立療養所大島青松園キリスト教霊交会という場」滋賀大学経済学部ワーキング・ペーパー・シリーズ第一九七号、二〇一三年七月、の石居執筆稿を参照）。それらの署名は一九三〇年代前半の日付となっている。また、黒崎、畔上、内村は『霊交』という誌名の逐次刊行物を発行していた。もっともその創刊は、大島のそれよりもあととなる一九二一年のことだったが。内村たちはおそらく、「霊交」の名を冠した逐次刊行物がすでにあり、しかもその発行地が療養所のある島だったとは知らなかったことだろう。

矢内原たちとの交流は霊交会信徒の感謝するところではあったが、その無教会という主義には反撥をみせてもいた。機関紙『霊交』の編集を終始担った穂波は、「『教会主義の無教会主義のと相互に嘲り争ふ醜さよ』我らは何方にも組せず」、「神の教会は神が保つて下さると信ずる」としっかりと書きとめていた（穂波生「宣言」『霊交』第二二九号、一九三七年一二月一〇日）。霊交会信徒たちは、療養所内で同じ信仰を持ち、それによって克己しようとするものたちが集える場所としての教会堂をとても大切にしていた。それゆえに無教会主義には同意できなかったのだろう。

蔵書点描

キリスト教信徒団体が運営する教会堂内の図書室ながら、霊交会の蔵書には、信仰心のないものにとってもおもしろいいくつかの本がある。初めから信徒以外の利用も想定していたからこその、蔵書の蓄えぐあいとなったのだろう。

たとえば、『へれんけらー嬢自叙伝　我身の物語』（三上正毅、教文館、一九二四年四版、初版一九一二年）、『ヘレン・ケラー自叙伝』（ヘレン・ケラー著、教文館編纂部訳、教文館出版部、一九三五年）、『ヘレンケラーが語るまで　聾唖教育者への手記』（エ・エム・サリヴァン女史著、堤芳江訳、教文館、一九三七年三版、初版一九三四年）、『ヘレン・ケラー書簡集』（堤芳江訳、一粒社書店、一九三七年）、『世界偉人伝4　ヘレン・ケラー』（村岡花子、偕成社、一九六五年）と、ヘレン・ケラーについての本が五冊ある。ヘレン・ケラーの初来日は一九三七年のことだった。彼女にかんする本にも、穂波の書き込みがあった。

書き込みが残るヘレン・ケラーの書簡集は、おそらく「日本協同基督教会／出版部／広島市千田町三丁目」から「香川県／木田郡大島／長田穂波様」に送られた一冊である。この書簡集に穂波は、赤インクのペンで傍線を引き、傍点を打ち、ヘレンの問いを共有するように自分の名を記していた。ヘレン一八歳のときの手紙には、「幸福だらうが不幸だらうが、兎に角、私がこの世に生を得た事を喜んで居ります」のとおり傍線を引き、二〇歳の彼女が書いた手紙には、「これからは、私は、先づ、自分自身になる決心をしたのでございます。そして、私自身の生活を生活し、もしも、私が持つてゐる思想があるとすれば、その私の思想を書く――といふ風にして行かうと思ひます」と線を引き点を打っている。このとき四〇歳台なかばになっていただろう穂波は、自分の娘ほど歳の離れた過去のヘレンとの紙のうえでの通信をとおして、自分の思想を練るということと、自分が書くという行為とを連結するくふうを凝らしていたようにおもう。

図書室を見渡すと、『青い鳥』の作者として知られるモーリス・メーテルリンクの『蟻の生活』という本もある。それは一九三二年に東京の改造社から園信一郎の訳で刊行された。書棚にはメーテルリンクの本がもう一冊あり、それが『蜜蜂の生活』である。一九四二年に東京市日本橋区久松町の鶴書房が発行した本で、訳者は平野威馬雄。

読書する療養者

霊交会の図書室にある『蜜蜂の生活』には、表紙見返しの余白に印影「大島霊交会蔵書印」の角印が朱で押され、奥付まえの白ページには「長田穂波」と、裏表紙見返しには「h. nagata」との自筆署名がある。これも穂波が読んだ一冊である。穂波はこの本全ページを読みとおしたのだろう。赤鉛筆で傍線が引かれ、それが特定の箇所に偏ってはいないところから、この一冊の読了を推しはかった。傍線の引き方も、たとえば、「働蜂の身のうちにないとしたら、この『霊』なるものは結局どこにもとむべきであらうか?」の箇所に引いたうえで、「霊」のところを丸で囲んでいたり、「そして夏がかれらのために、いかにそのすべての花を開いてくれようとも」へ傍線を引いたり、「つまりかれらは最初頭をさげ、後半身を高く上げ、同時に翅を用ひて、いとも不思議な唸音を出す」のところにも赤い線を引いたりするようすに、わたしは穂波の痕をみる。

穂波が霊交会の信徒であること、彼は夏をとても好むその愉快をしばしば機関紙『霊交』に書いていたこと、そして、彼の第一著書の詩集が『霊魂（たま）は羽ばたく』（光友社、一九二八年）と題され、その「はしがき」で自分の詩を「これは詩でない歌でない」「甦らされし霊魂が、新しき生命の力に充たされて〔中略〕飛翔なしつつある朝夕の羽音なのである」と喩えていたこと――こうしたところからわたしは、いよいよこれは穂波の傍線であって、彼がどこに気をとめながら『蜜蜂の生活』を読んだのかをたどることが楽しくなっていった。

わたしもこれと同じ平野威馬雄訳の『蜜蜂の生活』を古書店で買い、穂波と同じところに赤鉛筆で傍線を引いていった。

蜜蜂の生活

平野の訳は洗練され、文体の流麗さがこの本のおもしろさをいっそう引きたてている。作者のメーテルリンク自身が示した、「人々の心をやはらげ、愛情をさへつちかふがごときありやうで語つてゆきたいのである」との姿勢をうけて、この訳書は語り口や書きぶりそのものにくふうがほどこされた作品となった。

読みやすい、よい出来の作品は、「蜜蜂は社会的動物なのである。かれらが社会生活を営む虫であるといふ点では、むしろ蟻より以上のものである」と記す。蜂や蟻が集団を造り、そこにはまるでわたしたちの社会と同じ様相があるという、わたしたちの多くに納得がゆくところとなる観察を示して、蜜蜂の生活をめぐる論述に分けいってゆくようわたしたちを誘う。

この本の第三章に「都市の建設」という表題がついているとおり、著者は確かに蜜蜂の生活をひとのそれに擬（なぞら）えて論じているところがあるし、訳者もまた、その「まえがき」に「蜜蜂の王国」という喩えを用いていたのだから、こうした比喩による論述は訳者も同意するところであった。そして翻訳を果たした平野は、「昆虫の領域を通して逆に、この風変りな観察者の精神的位置をうかがうつもり」で翻訳作業にとりかかったと述べたとおり、蜜蜂の生活をみつめる観察者のそのようすから、人間のある精神の様相をみるとの姿勢をとったのだった。

穂波は読書感想文集や読書ノートをとりたてて残してはいない。本そのものに読書の痕跡を、赤鉛筆による傍線などで残している。平野が問おうとした「観察者の精神的位置」は、彼が訳者であるがために翻訳書のなかにはっきりとわかるようには記されていない。一方で、穂波の傍線をとおして、ひとりの読者の、精神とはゆかないまでも、興味や関心を寄せているところはわかるといってよい。ここではそれをたどってみよう。

群と政治

あらためて、療養者の穂波が生きた場所が、隔離施設である療養所だったことを記しておこう。しかもそこは、瀬戸内海の島だった。当時もいまも、船を使って陸から二〇分から四〇分の時間がかかる海のなかである。穂波はメーテルリンクの作品『蜜蜂の生活』を読みながら、ひとつの巣箱のなかにある蜜蜂の生活世界を、瀬戸内海の島の療養所に生きる自分自身が考え得る世のありようと重ねあわせて、もういちどその思索を練り直そうとしたように、わたしは感じる。メーテルリンクは、自分の著書よりもまえに刊行された蜜蜂についての本を一つひとつとりあげて、そのなかの一冊をめぐり、「かれは蜜蜂の群の発生および、女王たちの政治的習慣に注意をむけた」と評した。そうしたすでにある蜜蜂の世界への着目の仕方こそ、穂波の読み方だったようにおもう。

かつてハンセン病に罹ったものたちは、ひとり村里を離れた小屋に住んでいたり、ひとり、または数人で巡礼などの遍歴をして暮らしたり、寺院などの特定の場所に集団で生活を送ったりしていた。隔離施設の療養所では独居という生活は、まずありえない。穂波が生きた二〇世紀前期の療養所では、ほとんどのばあいが、雑居部屋での集団生活となる。すると、部屋単位で、さらには、療養所という囲いのなかに政治があらわれる。

生きる磁場

ここにいう政治とはなにか。開設当初の療養所を描くとき、「あらゆる悪徳が跳梁(はびこ)つて、善悪美醜のけじめを失つた」、まるで「暗黒」だと形容されることがある（土谷勉『癩院創世』木村武彦、一九四九年。土谷は大島の療養所に生きた療養者）。無秩序な場所には統率者が必要だ、という説明はとてもわかりやすいが、荒廃や紊乱(びんらん)をひとまずおいても、ひとが集団で生きる場所にはかならず人びとのあいだに関係が作られ、それはまるで、ある空間にいくつもの磁石をおいたときに、それが互いに引きあったり弾きあったりするような磁場ができてしまうようすに似て、深かったり浅かったり、強かったり弱かったり、濃密だったり淡泊だったりというさまざまな、いくつものひととの関係をめぐる調整や整理が必要となる。そのぐあいがときに権力という強力となる。それがここにいう政治である。

穂波たちが生きた療養所は、「癩予防ニ関スル件」（一九〇七年公布、一九〇九年施行）や「癩予防法」（一九三一年公布、同年施行）などの法律によって、その運営と管理とが定められていた。療養所には、医師である所長がいる。所長である医師がいるといった方がよいかもしれない。彼は（二〇世紀前半の療養所に女性の所長はいなかった）、療養者の病身を診療するとともに、そのこころとからだをまるごと療養所に生きる身体として管理し統御しようとするのである。

みえない政治

『蜜蜂の生活』には、「蜂どもは、人を見わけするとか、飼主の顔をおぼえてゐるとかいふやうなこともよく方々できくことだが、けつしてそんなものではない。かれらは自分たちの主人など、てんで見わけることとなんかできるものぢやない」との記述がある。穂波はこの箇所のふたつめの文に、赤い傍線を引いた。

療養所内の生活の場は、室や寮という単位となり、それぞれの場で日々の暮らしが営まれている。それぞれの場に室長などの長（ちょう）がいて、養豚や耕作などの作業の場にも長がいて、いろいろなひとの交流の場にもまた、それを仕切るものがいることがある。管理し統御するものはひとりではなかった。陰に陽に、裏に表に、長はいろいろな場に、さまざまな顔を持ってあらわれるのだから、それらを見分けることは容易ではない。

これは長の顔を知らない、その顔色を判別しづらい、というところにとどまらず、たとえば療養所での待遇を改善したいというとき、なにを、どうしたらよいのかわからない、その勘どころがわかりづらい、打開の方途を描きづらい、だれにうったえることがもっとも効果があるのかを判断しづらい、などといったむつかしさでもあり、そうした経験の感慨が、さきの一文に傍線を引かせたようにみえてしまう。

社会形態

穂波は、つぎのところにも傍線を引いている。三行にわたる記述への着目である――「しかしまたかれは、かれが個人的自由を犠牲にすることによつて、個人的幸福といふ犠牲の代価を支払つて、そのかはりにこの高尚化の域に達しようと志してゐるものであることを示し、あるひはそれに達することができるといふことを示してゐるのである」――ここにいう「かれ」は蜜蜂、「高尚化」とは「孤独」でも「家族圏」でもない、「ほとんど完成した社会形態に達」した情態への進化を指している。個人の自由や幸福を犠牲にして、ひとりでもなく、血縁や婚姻による家族という形態でもなく、なにより集団生活を営む人びとは社会化されなくてはならない、という蜜蜂の生活への観察に向けられた同調がここにある。

『蜜蜂の生活』を読んだとき穂波は、自分の愛娘のつもりでずっと愛(いと)おしんできた霊交会の機関紙『霊交』を失っていた。一九一九年創刊という機関紙も、当局の指示によって一九四〇年に廃刊となっていた。『蜜蜂の生活』が刊行された一九四二年には、まだ、療養所内で編集発行がおこなわれる逐次刊行物の『藻汐草』があった。ただそれは、『霊交』と違って編集と発行の権限が穂波にはない。そのころの穂波は、大島の療養所ですでに三〇年あまりを過ごしていた。それだけの月日を島の療養所に生きながらも、ここにあらためて、蜜蜂の生活を参照しながら、療養所という隔離施設の社会化を構想したのだろうか。

なお、「社会」という言葉は療養所内では、その外の世界を指す語として使われている。療養所内でも、「有毒」かそうでないかで区切られた、「無毒」の職員たちの居場所「職員地区」もまた「社会」にほかならなかった。

蔵書の活用

穂波が傍線を引いた箇所のまえのページには、つぎの記述がある――すぐまえの「みつばちの巣としてのほとんど完成した社会形態」との語句を指して、「そこでは、個体は完全に全体に解消し、全体が未来の抽象的な、不滅の社会に捧げられる」――わたしならここに赤い線を引く。そしてそのつぎには、「しかし、われわれは、以上の諸事実から発して人間への性急な結論を立てることをつつしまなければならない」と記してある（もちろんメーテルリンクは蜜蜂の生活を参照するなとは述べていない）。これらのところに穂波は傍線を引いていない。引き忘れたのか、気づかなかったのか、気にとまらなかったのか、それはわからない。「人間への性急な結論」を急ぐなとの注意に反撥したのかもしれない。

もとより傍線のみで、それを引き、その箇所をふくむ本を読んだものの思索や精神の全体を論じられるわけではない。ただ療養者が残したものがそう潤沢にあるわけではないなかで、蔵書にある読者の痕跡は、療養所に生きた療養者の生（せい）を考えるとき、少ない量ではあっても大切な手がかりとなって、わたしたちをあらたな展望へと導くようにおもう。本の読み方には、作者の書いたところをみてゆくだけでなく、それを読んだものの痕をたどることが可能なばあいがある。本というものをすっかり浚（さら）ってしまう読み方は、その本をめぐる人びとについての考え方のお復習（さらい）でもある。

療養所の本棚には、そうした活用法もある本がいくつもある。できるだけ、まるごとの保存ができるよう願い、それに努めようとおもう。

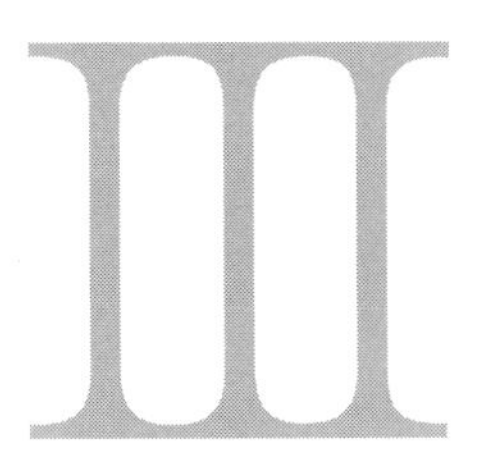

導きのひと
――三宅官之治

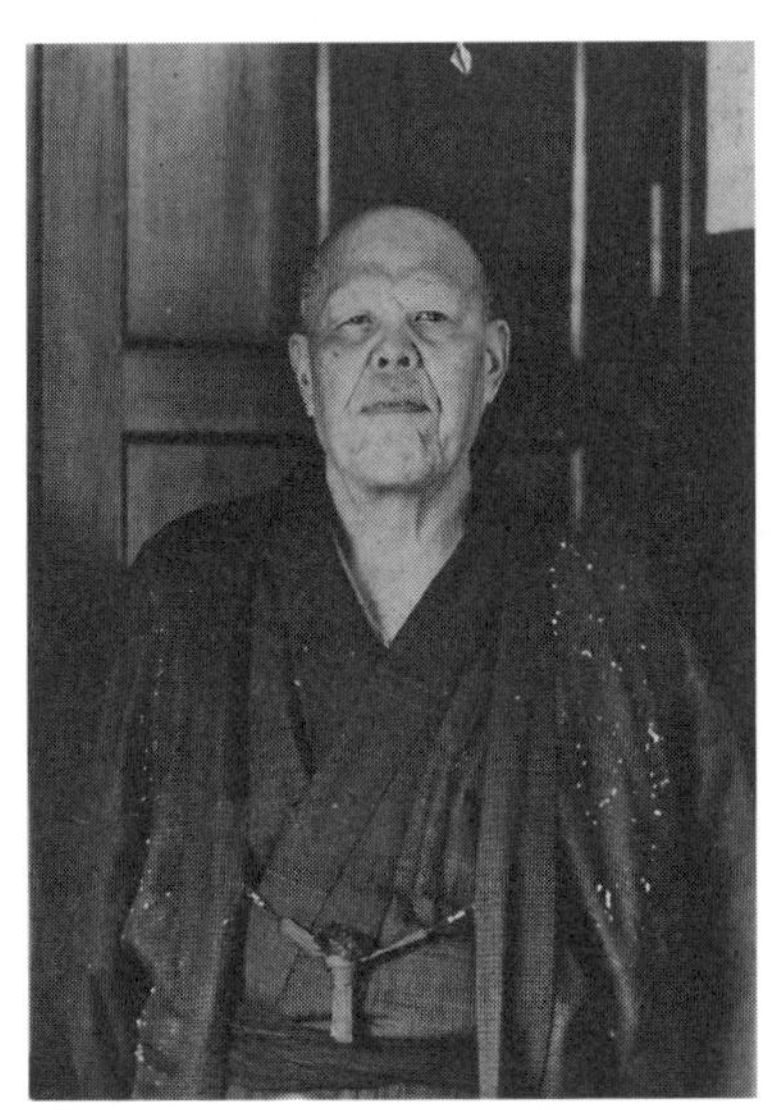

三宅官之治肖像（霊交会所蔵）

創設者の顕彰

肖像写真

キリスト教霊交会教会堂の前庭には、ふたつの石碑がたっている。教会堂に向かって右にある、海を背にした碑は、米国人宣教師スワン・マグナス・エリクソン（Swan Magnus Erickson）とその妻ロイス・ジョンソン・エリクソン（Lois Johnson Erickson）の功績を讃えている（スワンのフルネーム英語表記は田中キャサリンから教えられた）。そのずっと左に教会堂を背にしてたつ碑は、その表（おもて）の面に「祈の人／三宅清泉之碑／昭和十八年三月十一日昇天」とあり、裏の面には「愛唱聖句／信じて祈らば悉く得べし」と刻まれている。清泉は筆名、官之治（かんのじ）というその名はおそらく本名である。霊交会創設者のひとりとして、また、会を代表するひとりとして、霊交会の要（かなめ）にいた療養者である。

ふたつの顕彰碑を左右にみながら進むと鐘楼があり、その左手に教会堂の玄関がある。上り（あがり）框（かまち）をこえて左右にふたつの木の押戸があり、それを開くと、右が礼拝堂、左が図書室となる。

およそ二千冊の本がおさまる壁一面の本棚と大きな机がふたつ、一組みのソファーとテーブルがある図書室の壁には、ミレーの『晩鐘』の模造品などがならぶなかに、三葉の肖像写真がある。正面の壁の天井近くに、右にエリクソン夫妻の二葉の肖像写真、そして左端には三宅の写真が掲げられている。戸を押して図書室に入ったものには、それらの写真がすぐ目に入る。

肖像写真の三宅は着物姿で、礼拝堂の押戸のまえに立っている。撮影がいつなのかはわからない。背景についての配慮があまり感じられない構図の写真は素人による撮影とみえるものの、きちんとピントのあったようすは、撮影者の確かな腕かカメラの性能のよさを感じさせる。

霊交会の教会堂めぐりの顕彰碑と肖像写真はともに、宣教師とその妻、そして会創設者のひとりである三宅を偲んでいる。霊交会によって碑や写真をとおして讃えられている人物は、この三人のほかにはいない。教会堂を訪ねたひとにわかるよう、この三人が霊交会にとっての大切なひとたちだとあらわされている。

創設者のひとりには、故人となってからも信徒から仰がれる誉れが認められたのである。

追悼文集

三宅官之治が亡くなったときの周囲のようすをみよう。大島の療養所内で編集発行がおこなわれた逐次刊行物に『藻汐草』がある。一九三二年に創刊されたそれは、総合誌といってよい構成と内容の雑誌だった。いま『藻汐草』はリプリント版でみられる（阿部安成監修、解説『藻汐草』リプリント国立療養所大島青松園史料シリーズ2、近現代資料刊行会、二〇一四年）。その第一一巻第四号（一九四三年五月）の巻頭には、「島の聖者、智者」と題された稿がおかれた。これは園長の野島泰治（たいじ）が執筆した追悼文だった。「島の聖者」とは、園長が三宅に与えた尊称である。とりたてて特集号の扱いとはなっていないこの号は、逝去した三宅ともうひとりの療養者に手向けられた追悼文集となった。

園長の野島は、三宅をまず、「明治四十三〔一九一〇〕年即ち開所早々の療養所に熊本回春病院から転じて来た島の開拓者の一人であつた」と振り返った。大島への療養所設置は一九〇九年のことだから、三宅は施設開設のその翌年に大島にきていたのだった。

法律第一一号「癩予防ニ関スル件」とその関連法によって設置された隔離施設としての療養所は、看護などの手立てや身寄りがない発症者が入ることとなっていたため、殺伐混乱のようすがあったという。そうしたなかで三宅は、「療養所混沌たる時代、患者総代もつとめ、常に又、元老格としていろいろの役にも就き、最近は協和会顧問であつた」と園長は述べた。協和会とは、一九四一年に改称された自治会の名である。療養者たちを束ね、自治に邁進する人びとの導き手が三宅であり、そうした彼だからこそ「島の聖者」との讃辞がふさわしいのだと園長は故人を悼むのだった。

島外からも追悼文が寄せられている。たとえば、「元岡山医科大学長」の田中文男は、三宅からの手紙を転載して故人を偲んだ(「三宅さんの手紙」)。また、「元東京帝国大学教授」の矢内原忠雄は、「小生が地上にて知りし最も美しき人の一人でありました。平和な、無慾な、素直な同氏の風貌は、始めてお会ひした時から深く小生の記憶に刻まれ、小生の心の風波高き時、いづくよりとなく同兄の穏やかな風貌が現れて、小生の心をなぐさめてくれました」と故人に感謝を捧げた(「三宅老兄を憶ふ」)。

三宅の肖像写真が掲げてある図書室の書棚には、表紙見返しに「寄贈 三宅清泉氏昇天記念/昭和十八年六月 矢内原忠雄」の筆書きになる献辞と署名のある『基督の復活』(コーデー著、小池政美訳、旧約と新約社発行、岩波書店発売、一九二四年）一冊がある。矢内原は大島を四回訪問していた。

協和会葬

三宅の葬送は、それ以前には例がない、自治機関である協和会が執行する葬儀となった。大島青松園の自治会事務室で保管されている「写真帳」と背にペンで書かれたアルバムにそのときに撮られた写真がある（写真帳の番号は5）。

さきの追悼文集には療養者たちの稿がいくつもある。霊交会代表の石本俊市は、「告別之辞」と題した稿を寄せた。葬儀の場で故人を送った弔辞だろう。三宅の逝去は一九四三年三月一一日午前七時三〇分のこと、その翌々一三日に協和会葬として葬儀がとりおこなわれた。療養所の自治に努め、「永眠の時まで顧問の職に在り、その功績は極めて多大なり、依つて最高功労者として茲に協和会会葬の礼を具へて葬儀を営」んだという。

弔辞は故人の経歴紹介に始まる。三宅は一八七七年二月五日、岡山県赤磐郡佐伯北村の生まれ。発病すると熊本にあるキリスト教ミッションの療養施設である回春病院に入院し、一九〇八年一二月二五日に受洗した。その翌年に法律の定めるところによる初めての設置となる公立療養所のひとつが香川県の大島に開設されると、「母親の在す郷里に近き所に住まんことを望み」、一九一〇年一月一五日に大島へ転院した。

ついで、かつて大島が「暗黒昏迷時代より衆望を担ふて、総代たること二十回、通算十ケ年の長きに亙りて勤務」したという三宅のひととなりが示される――「資性温厚」「明朗豁達」「細心果断」「篤実至誠」とまるで言葉がつきないかのように讃辞の熟語がつづき、「柔和にして円満なる大兄の在るところ、自ら和やかにして明るき空気を作り出だせり」とのひとを魅するようすが懐かしく想い起され、「大兄は信仰の人、祈りの人、愛の人にして、吾等が信仰の父、霊交会の産みの親、育ての親にして柱石たり」と讃えられた。「一粒の麦として、回春病院より吾が青松園に移し植えられたるものにして」とは、信仰を持つものにとって最上級の頌詞となろう。「祈りの人」の語は、教会堂まえの石碑にもみられた。

三宅の辞世のうたは、「地のことは土に遺してわれは今、天津聖国へ往くぞ楽しき」だった。

おっさん

『藻汐草』誌上に長田穂波が連載していた「随筆　松籟海鼓」は、三宅たちの追悼文集が載る号では「会葬の巻」と題され、やはり三宅を追想する場となった。そこには三宅の回顧とともに、「葬式の感話」が掲載されている。ときに説教ともいわれる、なにかしらの感化をうながす話である。これもまた弔いの場で語られた哀悼の言葉である。

穂波は三宅を「おつさん」と呼んでいたという。だからこの場でもそう呼ぶといい、「おつさんは此処が偉いと言ふ点はありません＝どことなく偉い人＝でありました」といいつつも、「おつさんはキリスト者と言ふものの全き人でありました。丁度、塩の如き人で、他の形を変るでもなく、香りや色を異にするでもなく、凡てのものを其儘に＝味ツケヨリ善く活かしめる＝と言ふ風な人でありました」と三宅を評してみせた。ついで、葬儀の席上で私事を披露するのは不適切かもしれないがと前置きしたうえで穂波は、「若し、おつさんが手を引いて呉れなければ、私は賭博人か風来坊かに成つてゐたでありませう。私の今日あるのはおつさんの賜であります」との謝辞を述べた。貧しかった穂波に三宅は、「勉強する為めの便利は何くれと為て呉れました。おつさんは私に勉強さして、その私の研究に講述には如何に多忙な時でも時間をつくつて出席され、一番熱心な聴聞者でありました。／ここに於て私は励まざるを得ませんでした、お蔭で数冊の書を出版なし得るやうに迄、つくり上げられたのであります」と、三宅の導きを、穂波は感謝とともに愛おしんだようにみえる。

　この稿執筆の日付は、協和会葬の翌日となっている。前日の葬儀をひとり反芻するように思い出しながら、そこでの感話と三宅の追想を記したのだろうか。一八九一年生まれという穂波と三宅は、一まわりあまりの歳の差となる。穂波からすると三宅は、少し歳の離れた兄か、年若の叔父というところだろうか。一四歳違いのふたりのあいだで三宅に呼びかけられた「おつさん」の語が、両者の親密なようすをあらわしている。この愛称は、穂波ひとりに許されたわけではなく、大島の療養者の多くが三宅をそう呼んでいたという。そして、もはや三宅をじかに知るものがほとんどいなくなってしまったいまでも、島の在園者たちは、三宅というと「おっさん」の呼び名を口にすることが多い。二〇一四年一一月一一日におこなわれた霊交会創立百周年記念礼拝でも、霊交会代表は創立者の三宅を「おっさん」と呼び、その事蹟を偲んでいた。

記念碑考

療養所に、そこに暮らしそこで死んだ療養者の顕彰碑があることはめずらしい。たとえば、大島青松園では三宅の碑ただひとつだけとなる。ほかのすでに二千名をこえた物故者たちについては、その遺骨は納骨堂におさめられている。その建立以前は、療養所開設の翌年に建てられた、いまは納骨堂のまえにある「南無仏」と表（おもて）に彫られた石碑のもとに埋葬されたという。また大島には、島外でも知られている「風の舞」という場所があり、円錐形に石が積みあげられ遺骨がおさまる二基の記念碑があるそこが、この療養所で亡くなったひとたちをめぐる慰霊と追懐の場となっている。

他方で、療養所では、そこに勤務した医師にかかわる碑や像や公園などが造られて、その業績が顕彰されたり遺徳が偲ばれたりする事例は多い。

大島の桟橋で船を降り、大きく右に曲がるそこを渡って園内に入ると、左手に広がる「心月園」という庭園は、医師としては二代めとなる第三代園長野島泰治（一九三三年〜一九六九年在任）を記念した公園である。退官した翌年に亡くなった野島の一周忌にちなんで、一九七一年にこの公園が完成した。「野島公園」と呼ばれたこともあるという。園名にもある松が多く繁るここは、在園者や訪問者の憩いの場となっている。

心月園の奥まったところには、瀬戸内海を背にして、第二代所長小林和三郎（一九一一年〜一九三三年在任）の胸像がたっている。死去により離職となった小林の歿後二年にこの「故小林博士之像」が建立された。

島外の碑

療養者であれ医師であれ、療養所にゆかりのあったひとの記念碑が、その外に建てられる例はほとんどない。大島青松園のばあい、その例外はおそらく三件だけとなろう。そのひとつが、三宅官之治の顕彰碑である。

二〇一四年は、霊交会創立百年の節目の年となる。そのこともあって霊交会についてあらためていろいろと調査するなかで、インターネットで「三宅官之治」の語を検索したところ、その顕彰碑の記事がヒットした。「吉井町光木（こうき）の三宅官之治氏の墓前礼拝」と始まる記事（二〇一〇年四月一九日付）には、「三宅官之治氏のお墓の前で」とのキャプションがついた写真も載っていた。写真に写るふたつの石碑は、左が墓碑、右が顕彰碑のようにみえる。記事は、顕彰碑に彫られた碑文全文を転載したうえで、「詳しくは、土谷勉著『癩院創世』に紹介されています。／ハンセン病療養所に入られた方々をキリストの元に導くために神さまが選ばれた器であると言えるでしょう」と三宅を評した文を記していた。

転載された碑文によると、碑の名称は「キリスト教の愛を実践した三宅官之治顕彰碑」で、建立は二〇〇六年一一月吉日のこと、そこにはまた、発起人として三宅姓二名とそれ以外の姓のもの二名、計四名の氏名がある。

碑文には、三宅の生歿年、出生地、大島の療養所に入った年、そこで「クリスチャンとして神の愛の実践に努めた」こと、「園内の信頼を一手に受けて」長期にわたって「総代」をつとめたこと、その辞世のうた、協和会葬のこと、が記されているという。さきのインターネット記事にあるとおり、この「碑文は、土谷勉著『癩院創世』から抜粋した」と典拠が示されてあった。

ハンセン病をめぐる歴史の概要も記され、「新薬プロミン」「熊本地裁の判決」「和解が成立」といった出来事が顧みられ、「我々は、三宅官之治が生前受けたであろう筆舌に尽くせぬ社会的苦痛に対し、ここに心からのお詫びを表すものである。同時に又、彼が青松園に於いては、島の聖者と慕われたことに深甚の敬意を表すると共に併せて彼の霊の生誕の地での安眠を心から祈念するものである」と、顕彰碑建立の背景、動機、決意が示されていた。ただ、碑文からもインターネット記事からも、発起人四名がどういうひとたちなのかは、わからない。

『癩院創世』

伝記

療養所外での顕彰碑建立という、療養者をめぐる稀有な出来事には、『癩院創世』という書物がかかわりを持っていた。これは、そうめずらしい本ではない。といっても療養所内の図書室においては、という限定がつく。現在一三か所あるハンセン病にかかわる国立療養所のうち、わたしが調査を終えた一

○の施設のすべてに図書室があり、それらの多くにこの『癩院創世』があった。『癩院創世』の著者は土谷勉、発行人は木村武彦、発行は一九四九年である。著者は、この本の刊行時には大島青松園に暮らす療養者だった。土谷を知る在園者はいまも、「べんさん」とその名を呼んで懐かしむ。「あとがき」で著者は、同書の成りたちを説明をする。霊交会創設者のひとり長田穂波は、かねてより三宅の伝記を書こうとしていた。それを脱稿したものの、戦時下ゆえに刊行がかなわないまま一九四五年に、穂波が歿してしまう。未刊原稿が、当時の霊交会代表石本俊市の手許に保管されていた。石本と昵懇の土谷がそれを聞き、自分がよく知る穂波やエリクソンのことを書き加えて一書にまとめ、この『癩院創世』が上梓されたという。

同書奥付に著者は土谷勉だと明記してあったが、厳密にいえば、穂波が遺した手書き原稿がその大元にあったわけだった。ただしその原稿はいまもみつかっていない。原稿があったと記録しながらも、穂波との共著とはせず、奥付に著者としてみずからの名しか記さなかったのだから、それはなにかしら土谷に思うことがあったのだろう。霊交会会員でもない仏教徒の療養者によって、大島の療養所でのキリスト教伝道史がまとめられ、それは三宅に重心をかけながら、穂波と彼とのふたりが軸となって展開する歴史となったのだった。

この章の冒頭でふれた、霊交会教会堂のまえにある記念碑の建立も、ふたつともに同じ一九四九年のことだった。『癩院創世』の刊行、ふたつの記念碑の建立、これらがおこなわれた一九四九年は、霊交会にとってなにか区切りの年だったのかもしれない。

三　宅

『癩院創世』本文に名が記された大島の療養所にかかわる人物は、療養者の三宅官之治、長田嘉吉＝穂波、牧師の宮内岩太郎、宣教師のオルトマンス、エリクソンとその妻ロイス、所長の小林と野島、医官の高橋、事務係長という乙竹と河村と末沢で、そのなかで、出生地が村名まで明記された登場人物は、三宅ただひとりだった。

『癩院創世』は、三宅が大島にやってきたところから記述が始まる。三宅と深い交わりのあった穂波執筆の手書き原稿を元とし、三宅も穂波もよく知る土谷が加筆してまとめたにしては、本書に散見される誤記が気になる。まず、三宅が大島にやってきた年が違い、さらには、霊交会の結成にかかわる「会員規則」の年も誤って記されている。こうした誤記は、後年に、同書が再版されるときの霊交会代表を苦慮させることとなるが、ここではそれにふれない。

『癩院創世』に記録された三宅の描写をみよう――「眉毛がないので一見患者と知れたが、鼻が高く双頬がゆたかで、おつとりと長者の風格を備えていた。顔面には結節の吸収した小さい小皺があり、瞼がたるんで如何にも善人間らしく、誰でも安心して親しめそうな好印象を与えた」。眉毛がないというハンセン病に特有の症状が、三宅に認められている。この描写は『癩院創世』の初めに記されているので、さほど高齢ではないはずであり、そうした年まわりのころにもう「長者の風格」があったとの誉め言葉がある。

重病棟の看護人をつとめたこと、故郷の家族に送金をしたこと、読書をすること、をとりあげる記述は、「長者の風格」にみあう療養所の日々の過ごし方だったことを伝えている。その一方で、「頭脳明晰という方ではないが」と三宅の欠点ととらえられても仕方ない指摘も記されている。

編述の最初で三宅の人物像を「長者の風格」とかたちづくり、やがて頭角をあらわす療養者に作りあげてはゆくものの、著者は完璧な指導者像を三宅に与えはしなかった。「おつさん」と親しまれる人望と、数期にわたって総代を担い得る指導や統率の力能が認められた人格者でありながらも、「三宅さんはええ人じゃが、キリスト教が好かん」とくりかえし記される人物評を隠して彼を記録し得ないがゆえに、三宅の描写にはどうしても破調を組み込んでしまうということなのだろう。

聖者

『癩院創世』の刊行にさきだってすでに、逝去の時点で三宅は、園長によって「聖者」として悼まれ讃えられていた。大島の療養所におけるキリスト教伝道史という一面を持つ『癩院創世』のなかで、偉大な信徒はどのようにあらわされたのだろうか。

『癩院創世』には、「島の聖者」と題された章がある。編述の八番めにおかれたその章の主役は三宅ではなく長田穂波だった。ここには穂波の著作一三点の書名が列挙されている。二〇世紀前半の時代に療養所で暮らしながらこれほどの著述をあらわした療養者は、ほかにはいない。穂波の原稿が元になっているとはいえ、おそらくこの辺りの記述は著者として明示してある土谷の筆になるだろう――「三宅に育てられ励まされて長田は既に数々の著作を持ち、島の聖者として霊界に重きをなしていた。三宅の偉大な徳が長田の筆を藉りて羽ばたいたのだ」――多作の著述者となり得たことは、穂波ひとりの成果ではなく三宅の導きがあり、三宅の果実でもあったというわけだが、ここにいう「島の聖者」は穂波についての形容であり賞讃であった。

『癩院創世』というキリスト教伝道史は、三宅の死をその展開のひとつの大きな区切りとした。急性肺炎に罹った三宅の快癒を祈る祈禱会が三日連続しておこなわれ、キリスト教以外の宗教諸派も七日にわたって平癒祈願祭を執行したという。「全島深い憂色につつまれた」と人びとの嘆きも悲しみも喩えられた。

かねてより療養者たちは、「三宅さんのような人の臨終に接したい、どんなに立派だろうと語り合つ」ていたという。だが現実の三宅の臨終は、「その日天上より音楽も聞えず、紫雲も舞い下りず、花も散らず、怪鳥も啼かず、星も落ちず、天地は自然のままに巡つて、聖者の死はいとも平凡だつた。神に全任して誠に素直な昇天だつた」と観取された。ひとの今わの際としても信徒の死としても、自然で当たりまえのようすではあるが、そうした「神に全任して誠に素直な昇天」を遂げたがゆえに、三宅は「聖者」として讃美されたといえよう。

宮内

第八章で三宅の死を伝えた『癩院創世』は、つぎの第九章を「愛は強し」と題して、その冒頭に、三宅とは「親友の間柄だつた」宮内岩太郎を登場させた。「開所当時の事務係長が後に高松東教会牧師として、島の伝道に功績」を残したという宮内は、すでに第三章で、キリスト教迫害ゆえに早くも一九一〇年三月に「遂に堪えられず辞した」と記されていた人物である。大島青松園が二〇〇九年に発行した『創立百周年記念誌』には、「書記長」として一九〇九年四月から一九一一年三月まで在職したとだけ記録されている（ただし氏名は「宮井岩太郎」で、これは誤りではない）。『癩院創世』は、三宅の来島年といい宮内の辞職年といい、実際の一年まえのことと記している。宮内のいる「高松東教会は霊交会の母教会」で、彼が療養所を辞職したのちも、宮内と霊交会信徒との交流はつづいていた。

霊交会図書室には、宮内が編集、発行、印刷を担い、発行所を高松東教会とする逐次刊行物の『栄光』が、一九三六年に発行された一号分と一九三七年発行の一号分と一九四一年発行の四号分だけ残っている。一九三六年八月一〇日発行号は第一〇〇号で、そこには、穂波による「瞑想と祈禱」、石本の「声」、三宅の「祈りと教会」と題された稿が載り、もう一点、「大島礼拝堂前の霊交会員其他」とのキャプションがついた同年五月二五日撮影の集合写真もみえる。撮影の前年にできあがったばかりの新しい教会堂のまえに五〇人をこえる子どもや大人、男に女が集まっているようすが写っている。

写真に添えられた文章は、「向ふて右の白服の方より同列左へ五人目にて、会堂入口にもたれておられる方が長田穂波氏、同氏の前の前モーア御夫人の上の方が三宅官之治氏」とふたりを指し示し、宮内のいる高松東教会と霊交会とのあいだの交流において、穂波や三宅との結びつきがとりわけ深かったようすをあらわしている。

郷里

『癩院創世』第九章「愛は強し」は、親友だった宮内が、三宅の遺骨を抱いてその故郷を訪ねたと記す。そこは第一章に記されていたとおり、岡山県赤磐郡佐伯北村である。宮内が三宅のことを語ると、「村の古老たちは、やっと四十年前、村の青年団副団長をしていた頃の三宅を思出し」、村人たちと宮内牧師は三宅の追懐に「夜を明かした」という。

青年団副団長という役職に就くことがどれほどの栄誉かはともかくも、三宅がハンセン病を発症したことも、九州と四国の療養所に入ったことも、郷里ではあまり知られていなかったようにみえる。『癩院創世』は、生地で忘れられた三宅についてあまり語らない。

宮内は、村人に案内されて三宅の父母の墓を訪ねてみると、それがただの「盛土」になっているようすをみて「涙を流した」。そこで牧師は、「中央に故人を、両側に並べて父母の名を刻ん」だ墓碑を造ることとした。「そんな立派な人が出たと思や村中の名誉じゃ」と、「村人は快く協力を誓」い、「建墓の費用は各方面から充されて、見事な石碑が出来上つた」。墓碑建立のための寄附には、岡山県上道郡財田村の「助産院山上喜美恵」からの拠金もあったという。

さきに書いた三宅の顕彰碑は、この父母子三名がともに眠る墓碑の隣にたっている。宮内による墓碑建立の年を『癩院創世』は明記していない。これは、園長野島泰治が、霊交会創立五〇周年を記念して刊行された『霊交会 創立五十周年記念誌』（笠居誠一ほか編集委員、大島青松園霊交会発行、一九六四年）に寄稿した文章「霊交会五十年記念に寄す」によると、三宅が亡くなった翌年の一九四四年の建立で、四国の庵治(あじ)石が使われたという。野島はまた宮内が一九四四年に病歿したと伝える。その死は、親友にして、「島の聖者」と仰がれた療養者の遺骨をその郷里に帰すというひとつの仕事を終えるまで待たれたようにみえてしまう。

終　章

『癩院創世』は第八章、第九章に三宅と穂波の死を、第一〇章冒頭で宮内の逝去を記し、「不安の裏に終戦の歳が明けた」とのときをあらわした。大きな変化と、そのなかにも変わらない島のようすをとらえるなかで、情景の描写は教会堂のなかへと進む——「ドアを静かに押して礼拝堂に隣する図書室へ這(は)入(い)ると、鴨居に掲げてある大きな写真が先づ目についた。和服姿の田舎の村長然とした、紛れもない三宅だつた」。いまもある三宅の肖像写真を編述の描写はとらえたのだった。

「長田の著した数多くの著書が、その下の本棚にぎつしり詰まつて」いる図書室で、「三宅を見ると長田を思い出し」、さらには宮内牧師、「帰米したまま音信の無いエリクソン師夫妻」のことも脳裏に浮かぶと記される。もとよりこの辺りの記述は、元原稿にあるはずはなく、確実に土谷の筆による。ついで、遠い彼方より届いた「エリクソン夫人」からの便りも報せる。じつは、『癩院創世』は、エリクソン夫婦について、夫の名を「エス・エム」と略記し、妻にいたっては多くのばあいに「夫人」としか記していなかったのだが、巻末近くの彼女からの手紙をとりあげたところで、その名がロイスであることを記した。ロイスという名は、そこ一か所にだけ記されている。

手紙は、戦争を嘆き、夫スワンが病床にあること、そして夫のために讃美歌五三〇番を、自分のために五三一番を歌ってほしいと伝えていた。ロイスと大島のあいだでその後も書簡が交わされ、三宅と穂波の死を悼み、また、集会のときには讃美歌五四二番を歌ってほしいとの希望が添えられていた。

この希いをかなえてのことなのかどうかはわからないが、いまも聖日礼拝でときどき五四二番が歌われている。

一九四六年の宣教師スワンの死と、その写真がロイスから送られてきたと記される。霊交会では、「病友はそれを額に嵌めて三宅と並べた」という。「病友は毎日其処に集つて祈会を持つに先立ち、エリクソン師と三宅の写真を仰いだ。すると、慰めと励みと、慈しみと神の福音が、誰の胸にも滾々と湧上るのを覚えた。（完）」と記して、その編述が閉じられた。

この最終となる第一〇章には、「永生の輝き」という題がついている。著者土谷の「あとがき」によると、『癩院創世』の元となったという穂波の一三七枚の手書き原稿についていた題が、その「永生の輝き」だった。ここに元原稿にあった穂波の言葉が再生したといえる。『癩院創世』と題された書物は、大島におけるキリスト教伝道史であるとともに、穂波が書き得なかった彼自身をもふくめたキリスト教の信心を保ち、それを生への活力とした信徒たちの鎮魂と慰霊を果たそうとする紙の記念碑でもあった。

三宅の文章

自己の経歴

三宅は大島での自治の牽引者と形容されたものの、その機関紙である『報知大島』への寄稿はなぜか少なかった。その少ない稿のひとつに、第六号（一九三二年六月一日）に三宅清泉の名で載せた「寄書　感じたまま」がある。そこには、「近時我が島は円満に秩序正しく進みつつあることは、各位の総親和、総努力の賜物なることを深謝」しながら、「感じたまま」にあげられた二点のうちのひとつが、時間厳守のいっそうの励行だった。ここにみえる「総親和」「総努力」とは、一九三一年に大島にもその支部がおかれた修養団の掲げた標語である（本書Ⅳを参照）。三宅も当然のこと、島に展開した心身をめぐる日々の鍛錬と練磨の運動と無縁ではなかった。三宅はこのふたつの語を、同紙第四〇号（一九三四年一月一日）に載せた年賀の「挨拶」でもくりかえしている。

のちにみるとおり、これまた大島の自治を主動した石本俊市も時間厳守を指示していた。『報知大島』紙上でも、時間をめぐる不精が懶惰（らんだ）としてくりかえし戒められていた。健全な心身、整序された生活はまず時間厳守から、とうったえているようで、なかなかこれはおもしろい。

一方、三宅は『霊交』にはいくつもの稿を寄せていた。信仰についての稿が多いなかで、「活声」（あるいは「活ける声」「活る声」)と題された持ち回りの欄に「思ひのまま」と表題をつけて、経歴をみずから語るとともに療養ということを説いていた(『霊交』第六巻第四号、一九二五年一月)。

三宅の発病は一九〇一年、二五歳のときだったという。最初に診察をした二名の医師は病名をいわない、つぎの「専門の医者」による診察では「全快」するといわれたが六か月の治療でも「別に効果もない」、ついで「当時名高い法者に祈禱」をたのんだところ「生霊」がついているといわれ、「早速大和の国法隆寺より免状を得て」、「神仏に祈願を込め」ても「何の効もないのみか、反って水行した為に片足に魔麻(しびれ)を覚えたので」、つぎには「大師様に加護を得んとて島四国を一回巡拝しましたが、是又何の効果もないので全く絶望」し、死をも望んだが、「一人の老母の事を思ひ」、とどまったと来し方を綴った(これとはまた別の経歴を三宅は「迷信より生ける神」の題で『霊交』第一〇一号、一九二七年五月一日、に載せている。ルビは原文)。

そして、詳細は記されないながらも、一九〇六年夏に熊本の回春病院へゆき「霊肉共救はれ」、そこで暮らすようになり、多くの「患者」が死んだなかで、「私は比較的たつしやで今に生存を許されて居る、神様は私の様なものにも何か御用があるのではないかと思ふと、聖心ならばどんな事でも辞せないと言ふ強い強い心が湧いて参ります」、と自身の信心を顧みた。

こうした自己の経歴を披露したうえで「世の中に在る先生や兄弟姉妹の方々や病者に接近せられるお医者様に御願ひ致し度い」と示すところが、「皆様の知られる方に病者がありましたら、一定の病院又は療養所に入られる様に御奨めを願ひ度いのであります」との入院の勧めだった。これは自分の「長い間の経験」からの勧奨であり、また、「私一人の経験ではありません」ともいい、「十中の八、九まではは病者の皆が同じであると思ひます」と説き勧めるのだった。

これは隔離の勧めでもある。三宅は、「病者の心理は病者そのものでなければ本当の事は分らないもの」、病者は恥ずかしいという感情をなくすほどに「良心は魔痺(まひ)」してしまう、「人は一度ドン底に落ちたら容易に立上れないもの」、家族による忌避、制度上の入院拒絶といった事情を勘案しながらも、「まだドン底生活に陥らない自宅に苦しんでゐる方だけでも一定の処に収容するのが急務であると信じます」と、その意思を語った(ルビは原文)。

三宅は、書いたものをみるかぎり、一貫して療養所での生活を勧め、それはべつにいえば、隔離容認を表明していたこととなる。こうした意思が作られる背景や要因として、療養所でしか生きられないようにした国の政策があったと指摘されるだろう。だから国家の誤った悪政を糾弾するという歴史をみる立場が形成される。そうした立場もあるだろうが、療養所がけして望ましくも正しくもなく、現世に登場した悪逆のユートピアであっても、そこに生きたものが、その療養所を自己の生にみあうかたちに鋳直そうと能うかぎり努めたその軌跡をたどる作業をわたしはわたし自身に課そうと身構える。本書全体がそうした試みのひとつとなる。

われらの日々

三宅はひとつおいた『霊交』第六巻第六号(一九二五年四月)の「活声」欄にも寄稿し、「我等の社会」

という論題で自分たちが療養所で「日送りする」ようすを記録した。七ページにわたる長編である。「女子」六四名をふくむ「患者」二四九名が、六時に起床して炊事をするもの掃除をするものに分かれ、朝の作業ののちに朝食をとり、一二時に昼食、夕方の四時に夕食、夜九時前後に就寝となる一日の日課、療養所の構成、看護と診察のようす、いわゆる患者作業と自治の仕組み、慰問や娯楽のあれこれ、衣食住の一斑、宗教各派の紹介が、こまごまと記せるところも大雑把なところも入り混じって綴られている。食をめぐるようすをとりあげると、通常は麦二合半、内地米一合、外米一合半、副食物には週に一回ずつ牛肉と魚類があり、そのほかは豆腐、油揚げ、野菜などで、「御馳走」としては、毎月一日は小豆飯、正月には米飯、大祭日には寿司、盆は米飯とおはぎ、春秋二回の祭りにも寿司がでて、春は鯛か鰆となる。

さきに自治の仕組みと書いたが、三宅は「自治」の語を使わず「患者間の世話係り」と記載している。大島で「自治」の語が公然と使われるのは、このときより一〇年あまりものちのこととなる。世話係とは、「患者全般より選挙し正副二名の惣代を撰び（一年二回改選）、家族舎一室内及病室にも各二名の世話人を各室にて選挙す。患者間の事は多く是の人々の相談によりて定め、又時には世話人会を開き惣代之を統一し万事円満に行はれて居ます」と、開陳されている。

三宅はもうひとつ「娯楽会」についても説いている。それは、「患者間にて組織し正副会長及幹事数名を置き、図書係、新聞係、集金係（是は月二回の報酬日に作業人其他余力ある人より志を集むるものにて一回凡二円二、三十銭位あり）、報酬日は支払日となつて居る」という仕組みで、大島ではこの娯楽会に始まる療養者の結集や組織化が世話係と連結して自治活動にいたる、とわたしはみている。「我等の社会」と題した三宅の寄稿は、前々号で三宅が入ることを勧めた、療養所の紹介ページとなっている。もっともその最後は、「神よ願くば全島を恵み給へ、アーメン」と記して閉じたのだから、信仰に篤い三宅の面目躍如といったところだろう。三宅が執筆したページの最後には、点線で区切られたうえで、「いたづける身にハあれどやすらけく／恵み味ふ生活(タツキ)うれしき　穂波生」と(ルビは原文)、三宅の勧めに穂波が一首を添えていた。

すでにふれたとおり(本書Ⅱを参照)、療養者が用いる「社会」とは、もっぱら彼ら彼女たちが生きる場の外を指す言葉だった。その語に「我等の」とつけたとき、それは自分たちの生きる特殊な場を可能なかぎり一般化しようとする切ない願いが籠められたのであり、また、療養所の外、島の外の世界を所有するものたちに仲間入りしたいという切なる意思を発信したのだとおもう。

母のこと

三宅は『霊交』紙上に二三〇編あまりの厖大な数の稿を寄せている。そのなかに母への思いを綴った稿が四編ある(「活る声　母を偲ぶ」第四巻第四号、一九二三年四月一日、「亡母の十三年忌を迎へて」第一四三号、一九三〇年八月一日、「亡き母を偲ぶ」第一七二号、一九三三年三月一〇日、「母を偲びて」第二五七号、一九四〇年四月一〇日)。信仰の証を表明する機会だった『霊交』紙上はまた、三宅が母を偲ぶ、彼にとって親しみのある、気のおけない場所でもあった。

「活る声　母を偲ぶ」も六ページにわたる長文を使って、母を軸とした家族の履歴をたどっている。三宅には早逝した兄がふたりいて、父も彼が一〇歳のときに亡くなっていた。母が再婚の勧めを断ったことを、三宅は「私の為め」とうけとめていた。「徴兵検査もすみ、妻を迎へ、〔中略〕間もなく子供も出生し、家庭は一陽来福の悦楽に充たされたが」、それを破壊した「暗黒の雲」「悲嘆」「悲惨」が、「私の発病」だったと苦悩とともに顧みる。「煩悶懊悩」のすえに妻子との「離別」を決める。三宅が熊本へいったのちに、ようやく元妻は再婚した。

母に乞われていったん帰郷し、岡山からはそう遠くない瀬戸内海にある大島の療養所に移ることとなり、二度めとなる別れの場面を三宅は、「思出多き川よ、幼い時より友と遊んだ川、彼の大きな石、是の深み今渡れば二度渡る事もなく懐しきセセラギを聞く事もあるまい、さらば永久に別れむ心して見る故か、川の凡てが静に我を送って居る様に感ぜられました」と描写した。これが、三宅の墓所近くを流れる高田川だろう。

その母が亡くなったとき、三宅の枕元に母があらわれたと三宅は記した。

以後の稿にはくりかえしの記述が多いものの、「小学校のお茶たき」をして工面した旅費で、母が「老ひの身で海を越えて幾度も来て呉れ」たこと（「亡き母を偲ぶ」）、故郷には「「君に代つて墓掃除をし墓参もした」から安心せよ」と便りを送る友がいること（「母を偲びて」）が記されている。

娘のこと

「亡き母を偲ぶ」と題された稿で三宅は、その母の臨終のようすを「拾七歳になる孫娘の手に抱かれながら静かに眠りました」と記している。ここにいう孫娘とは、三宅の娘のはずだ。さきの四編の稿で娘のことは「亡き母を偲ぶ」ひとつにしか三宅は記していない。

その娘について書いた一編が「親子の心」（『霊交』第二三三号、一九三八年四月一〇日）である。長く祈っていた娘からの手紙が四年ぶりにきたという。そこには「余りの不幸つづきで、お知らせすれば御心配おかけすると思」い、先のばしになったとの陳謝がまずあった。「主人は家出して帰らず、私の手一つで四人の子供を養育して居」て、その長女も腹膜炎で長く患っていたが、ようやく自分のことはできるようになったと、その家族の近況が伝えられた。そして、彼女の母、三宅にとっての妻は「少しの煩累で逝れ」たというのだった。三宅は発病により、二歳の幼児と妻を離縁していた。

三宅は、母となったひとり娘に、「不幸な人はお前一人ではない、世には同じ境遇にある方も決して尠くないであらふ。人を羨まず、世を怨むことなく、不幸の境遇の内より子供等を正しく養育して、世の不幸なる人の友となるやうに育てる事こそ母としての任務である」と励ます返信を送った。

「彼女が入信して救世軍に投じた」と娘の信心を喜ぶ三宅を描写した『癩院創世』も、彼女のその後については、一九四一年ころのことと読めるところに「三宅の愛娘が永眠した」と記し、くわえて「孫もあると風の便りに聞いていたが、祖父である彼とは病故に距てられて、相互の居所さえ知られて」いなかったと追記した。その娘は、困苦のなかにも四人の子の母となってその子たちを育てていた。三宅の娘の名も、そのまた子の名も性別すらもわかっていない。

さきにとりあげた岡山は赤磐にある三宅官之治顕彰碑の左にある墓碑は、三宅逝去の翌一九四四年に建てられた。庵治石の墓石には、三宅とその父母の名が碑の表に、裏面には三人の歿年月日が刻まれている。三宅の父は元次郎、母は津宇といった。三宅の父は長男ではないのだろう。いまも墓所には三宅姓の墓碑がいくつもある。だが官之治の兄弟やその子たちの名はわからない。

二〇一四年の四月に、わたしと石居人也とで、顕彰碑発起人のひとりに会って話を聞くことができた。そのひとは三宅姓ではなく、発起人四名がみな官之治の末裔であることは確かなものの、自分たちと官之治とのつながりの具体相は知らないといった。赤磐の光木に一軒残る三宅姓宅に猫と暮らす老婆も、官之治とのつながりはわからないといった。二〇一四年で九〇歳近い発起人のひとりは、官之治の孫くらいの年齢とみてよいのだろうが、もはや当人の記憶をたどることもできない。

三宅をめぐるひとの系は杳として知れない。しかしともかくも、三宅とひとの系でつらなるものたちによって、彼の生地に顕彰碑が建てられたのだった。官之治を自分の何代かまえのひとと知ったきっかけは、『癩院創世』を手にしたことにあったと発起人のひとりは語った。『癩院創世』という書物が、三宅とその末裔とをつないだのだった。

IV

療養者を探索する

——長田穂波

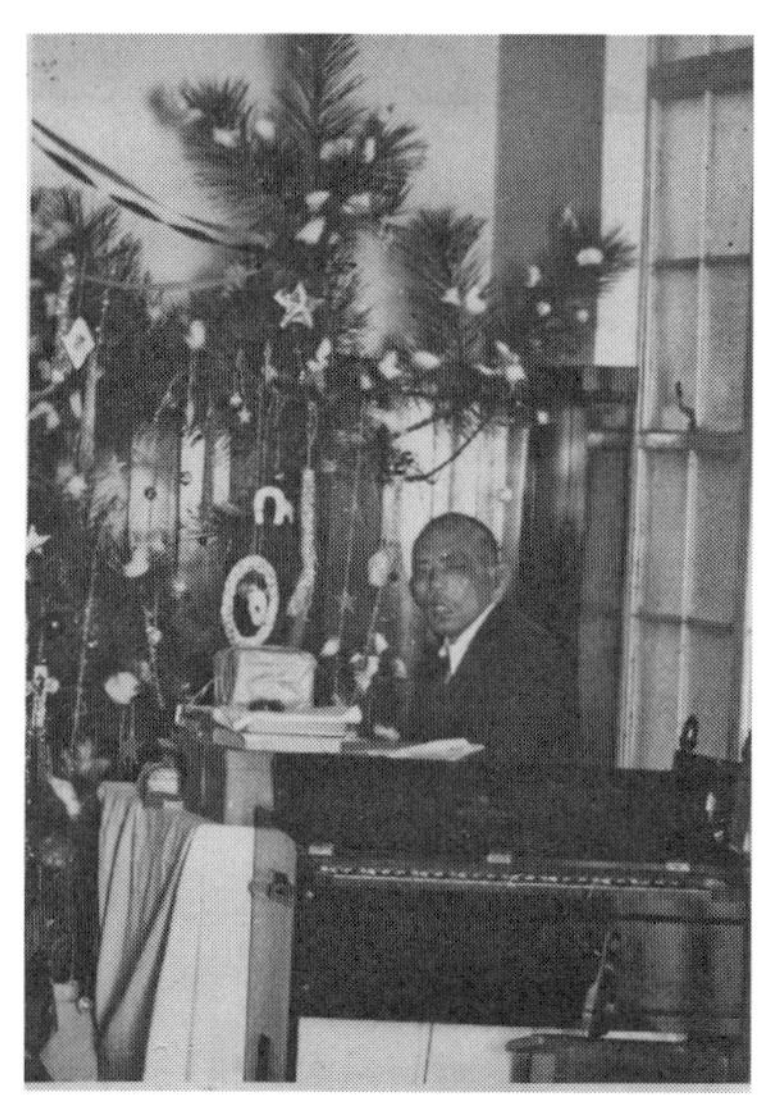

長田穂波肖像（霊交会所蔵）

穂波の本

著書多数

全一〇巻におよぶ「ハンセン病文学」の全集が、二〇〇二年から八年をかけてその全巻刊行を完結した（『ハンセン病文学全集』皓星社）。「重く困難なテーマに正面から立ち向かった」という評価を得て、この全集を刊行した出版社には第七回出版梓会新聞社学芸文化賞が与えられたと報じられ（『朝日新聞』二〇一〇年一二月五日朝刊）、「並大抵の覚悟・気力では完遂できない大事業である」（『週刊金曜日』通巻第八四二号、二〇一〇年一二月一七日）と賞讃されたこの全集の刊行により、療養所に生きたものたちの作品にふれる機会がいくらか増えた。

詩や短歌などの種別に巻が構成されているこの全集の第六巻が「詩一」（二〇〇三年）にあてられている。そこに掲載された「著者紹介」で長田穂波は、つぎのとおり記されていた――「長田穂波（嘉吉）一八九一年一〇月二〇日生まれ。小学校卒。一九〇九年五月二二日、大島療養所に入所。宗教文芸誌「霊交」主宰。一九四五年一二月一八日死去」。わずかな文字数による略歴の一方で、彼の著作は遺稿選集をもふくめた一六冊があがっている。『ハンセン病文学全集』第六巻詩一の「著者紹介」には一八九名ものひとがとりあげられていた。そのなかで一五冊ないし一六冊の著書を上梓したものは、穂波ひとりだった。二〇世紀前期の療養所に暮らしてこれほどの数の著書を執筆した療養者は、彼だけである。

かつて邑久光明園（岡山県瀬戸内市）や厚生省社会局に勤務した森幹郎の著書『足跡は消えても——人物日本ライ史』（キリスト新聞社、一九七三年）は、目次に名をあげた四〇名ほどのうちに三宅官之治と長田穂波をとりあげている。三宅についての記述は、土谷勉を著者とする『癩院創世』を参照して執筆したうえで、キリスト教霊交会代表石本俊市と大島青松園職員の海老沼健次の閲読を経たといい、穂波についてはなにを参照して記したのか、その典拠を明示していない。著者の森は記す——穂波は「他人からは道楽と思われるぐらいによく本を買って勉強し、よく書いた。俳句、短歌、詩をよくし、一九一四年処女詩集「霊魂は羽ばたく」から、実に十四冊の著書が発行されたが、又、宣教師によって英訳された「燃ゆる心」によって、その名は英米にまで知られるにいたった」。ただし、「穂波の著十四冊はすべて戦前のもので、一般には手に入らないが、私は青松園石本俊市の好意で全部に目を通すことができ、本稿はそれらによった」と、典拠についてはおおまかに示されたにすぎない。

大島青松園入園者自治会が編集発行した『閉ざされた島の昭和史』（一九八一年）に収載された「入園者刊行図書目録」に、穂波の著書は一五冊あがっていた。また、穂波の原稿を元にして、土谷勉によって一書にまとめられた『癩院創世』（一九四九年）には、一三冊の穂波の著書があげられていた。

所在調査

穂波が、多くの著述がある稀有な療養者であることにまちがいはないのだが、一六冊といい一四冊といい、また一五冊とも一三冊ともいうその著作数は、いったい、いくつなのだろうか。『足跡は消えても』の著者である森幹郎は、当時の霊交会代表の提供を得て一四冊のすべてをみたというのだが、それで穂波の著作が網羅されていたのか。大島青松園在住者が執筆したふたつの本にあがっている冊数は不正確なのだろうか。

わたしが大島青松園で調査を始めた二〇〇四年時には、文化会館図書室には五冊しか穂波の著書はなかった。その後、高松宮記念ハンセン病資料館（現国立ハンセン病資料館）で三冊、長島愛生園神谷書庫で一冊の所在を確かめた。大島での調査場所を霊交会教会堂図書室に移し、その本棚をおおまかにみて穂波の著書をいくつかみつけたものの、それまでにあげられていた著書のすべては確認できなかった。

そうした調査を進めるなかで、霊交会図書室の書棚に穂波の日記を一冊だけみつけた。それは、滋賀県蒲生郡八幡町にある近江セールズが発行した、メンソレータム本舗編輯日記で、懐中手帳よりも少し大きめの、表紙には「Dairary 1936」と印刷してある日記帳だった。あわせていくつかの蔵書に、日記帳に記された筆跡と同じ書き込みがあることがわかった。穂波の痕跡をいくつもみつけたところで、図書室の書棚をまるごと調べて、その蔵書目録を作ることとした。

二〇〇八年二月から翌二〇〇九年三月までの目録づくりにおいて、書棚のすべての本を手にとり、いわば本棚の総浚（ざら）いをして、「霊交綴　長田穂波著作集」と手書きのある厚紙にくるまれた図書などがみつかった。そこに霊交会の機関紙である『霊交』はなく、穂波の著書一一冊がくるまれてあった。そのなかからこれまでにみた本をのぞくと、あらたにみつかった穂波の著書が四冊あった。

書誌情報

大島で、文化会館図書室、霊交会図書室、自治会事務所倉庫の調査をほぼ終えたいま、穂波の著書がさらにみつかる可能性は低いように感じる。ここにいまはっきりとわかる穂波の著書の書名、出版社名または発行者名、発行地、発行年といった書誌情報をあげておこう。

『詩集 霊魂（たま）は羽ばたく』光友社、京都、一九二八年、［詩集］
　同前、日曜世界社、大阪、一九四〇年
　同前、ろばのみみ編集部、東京、一九七五年、一九四〇年版の復刻版
『みそらの花』光友社、京都、一九二八年、［癩者物語］
『詩集 霊火は燃ゆる』光友社、京都、一九三〇年、［詩集］
『光れ輝け』修養団、東京、一九三一年、［随筆集］
＊『祈りの泉』修養団高知県聯合会、高知、一九三一年か一九三二年か、［詩集］
　（『霊交』第一巻第五号、一九三二年三月一〇日、所載の広告による）
『小さき者』霊光社、高知、一九三一年、［自伝］
『回春の太陽』培文堂森書店、京城、一九三三年、［癩園物語］
『詩集 雲なき空』一粒社、名古屋、一九三五年、［詩集］
『小さき者の告白 砕けて結べ』穂波叢書第一輯、交野愛汗塾、大阪、一九三五年、［修養談］

*『伸び行く者』穂波叢書第二輯、交野愛汗塾、大阪、不明
（『小さき者の告白 砕けて結べ』所載の近刊広告による）
『穂波実相』日曜世界社、大阪、一九三八年、［随筆集］
『燃ゆる心』訳者ロイス・エリックソン、教文館、東京、一九三八年、［詩集（英訳）］
『神は活く』合掌パンフレット第一輯、合掌社出版部、岐阜、一九三九年、［トラクト］宗教の教えを説いた小冊子
『病床その日その日』ともしび社、堺、一九四一年、［闘病談］
『聖書と諸問題 創世よりの瞑想』基督教出版社、東京、一九四三年、［聖書研究］
『福音と歓喜（遺稿選集第一巻）』藤本正高編、聖約社、川崎、一九五〇年

書誌情報がほぼはっきりとわかる穂波の著書は、これら一六冊としてよいか。だが、これらのなかで、*をつけた二冊は大島でみつかっていない著書である。『伸び行く者』は予告だけで刊行されはしなかったのかもしれない。所在不明だった『祈りの泉』については、偶然にも、二〇一〇年九月に古書店でみつけた一冊を購入し、実際の刊行を確認できた。発行年は一九三二年だった。

著書概要

穂波はその著作数において抜きんでた療養者だったにもかかわらず、肝心のその著書の書誌情報はこれまで、多くの誤りをともなって伝えられてきた。さきに載せたとおり、ここではそれらの誤りを正し

た情報を示した。さきに参照した穂波の著書一覧のなかで、彼が生きたときにもっとも近いそれは、一九四九年刊行の本に掲載されていた。それよりも以前に作られた一覧があった。

大島の療養所では第二次世界大戦の戦時下に、それまで発行されていた活版印刷であれ謄写版刷りであれ、どの逐次刊行物も廃刊や休刊となっていた。そうしたなか療養者たちは、手書き手作りの一部かぎりの雑誌を回覧して読んでいた。『青松』という誌名のそれは、いま大島青松園で隔月刊となっている活版印刷の逐次刊行物『青松』の前誌となる。

手書き手作りの『青松』第一七号（一九四六年一月）が穂波の追悼号となった。そこには穂波の近影や遺影が貼られ、石本俊市による「追悼感話」も掲載されている。霊交会代表の石本は、一九四三年に会創設者のひとりである三宅官之治を、そして一九四五年にまた同じく長田穂波を送り、葬儀の場で感話を述べる役まわりとなった。

その感話で石本は、穂波の著書を一四冊あげた。やがて一九五〇年に刊行されることとなる遺稿選集が入っていないのは当然であるが、さきにわたしが一覧に入れた『伸び行く者』を石本は数えていない。これはやはり近刊として予告されただけで、実際に刊行された著書は一五冊としたほうがよいのだろう。

石本はそれぞれの著書の種別もあげていた。それをさきの一覧では、［　］のなかに示した。こうしてみると、詩集や随筆集が多かったとわかる。

光友社や日曜世界社など同じ出版社から複数の著書を刊行したばあいもあり、また、わざわざ「穂波叢書」と名づけたシリーズを組んで穂波の著書を配本する企画があったともわかる。「遺稿選集」もシリーズ化を試みたようだが、しかしこれは第一巻しか残っていないので、続刊は実現しなかったとみえる。

第一詩集

穂波の最初の著書は、一九二八年に刊行された『詩集 霊魂(たま)は羽ばたく』で、「霊魂」にはわざわざ「たま」とルビがふってある。これを紹介するに、一九四〇年日曜世界社版だけをとりあげたり、昭和三年を大正三年と誤って一九一四年刊としたりする例がみられる。穂波の著書をなかなか手にしづらいがゆえの誤りかもしれない。

この詩集は五月二五日に初版が発行され、七月一日には再版が、ついで九月一五日に三版、さらに一九三〇年三月二五日に七版まで刷られたことがわかる。それぞれの発行部数を知るよしもないが、たびたびの重版からはそこそこに売れたようすがうかがえる。同書は初版刊行から一二年後にも出版社をかえてふたたび上梓され、さらにそれから三〇年後に復刻され、それなりの読者数を得た詩集となった。

それほどに穂波の詩集が売れ読まれると予想してのことではなかっただろうが、光友社は、穂波の第二の著書を第一詩集発行からひと月も経たない六月一五日に刊行した。書名を「みそらの花」という。第二の著書は、穂波自身をふくむ霊交会信徒の体験譚と四季折々に療養者がうたった短歌によって構成されている。

第一詩集には、賀川豊彦が「序」を、与謝野晶子が「序に代へて」を寄稿している。賀川は、「南風のそよぐ瀬戸内海の一孤島「大嶋」に、作者長田(ながた)穂波君は、ペンを右手に紐で括り付けて、この詩篇を書いたかと思へば、この詩篇がヨブ記以上に、意味深いものであることを思はせられる」（ルビ原文）と、隔離施設に暮らすという穂波の特別な環境と、利き手が不自由であるという特異な身体とを、作品を感賞するときのいっそうの跳躍台としている。与謝野もまた「私は第一に、そのお気の毒な御病気が機縁となつて、長田(ながた)さんが多くの苦闘の後に、この明るくて平和な信仰生活に安住せられるに至つた」（ルビ原文）と、罹病という暗があり、その逆境に打ち克ったがゆえに平和な信仰生活という明があるとの対照で穂波の作品を讃えるひとつの型を示している。

第二の著書には口絵写真が穂波の原稿をみせ、「右手にペンを括りつけてものしたる筆蹟」とのキャプションをつけて、さきに賀川が観察した手の不自由なようすをみごとに乗り越えているとのようすを読者に告げている。右手が利かなくてもこれほどの字と文章とが書けるのだとの告知である。

英訳詩集

さきにみた森幹郎が、「宣教師によって英訳された「燃ゆる心」によって、その名は英米にまで知られるにいたった」と紹介した英訳詩集をみよう。確かに英語に訳された本なのだから英米でも読まれる可能性はあるが、これは日本で印刷され、東京の教文館が出版した本である。英語で書かれた本だから英国でも知られた、との指摘は早計にすぎる。

装幀も和洋折衷と愛でられるであろう、上蓋、中蓋、底がついた洋装クロス地の無双帙(ちつ)（ブックケース）におさまっている。橙色系の装飾によるデザインもまた洋風にみえよう。その表表紙についた題簽（紙のタグ）には、「hearts aglow Stories of Lepers by the Inland Sea」との外題が記されている。和綴じ本体の題簽には「燃ゆる心」との外題がある。本体には、題簽と扉にみえる「燃ゆる心」の四文字以外には、漢字も仮名もいっさい使われていない。著者は「HONAMI NAGATA」、翻訳者として「LOIS JOHNSON ERICKSON」の名がみえる。ロイスは、宣教師である夫のスワンとともにしばしば大島を訪ねていた。大島の療養者との交流を重ねるなかで、ロイスは穂波たち在園者の作品を英訳するようになった。ただし、彼女が宣教師であるとする記録はない。

和綴じ本体の奥付にあたるところに紙のタグがついた本もある。訳者としてロイスの名が記されたものの穂波の名がみえないそれによると、この英訳詩集が非売品だったとわかる。一般の書店には流通せず、米国救癩協会（American Mission to Lepers）に寄贈するために作られた本なのだろうか。

この奥付代わりのタグは、日本版にのみついていたのかもしれず、他方、米国で流通していた版には寄附を勧める文書が挟み込まれていたという（二〇一四年一〇月二六日開催キリスト教霊交会創立百周年記念連続講演会第四回「エリクソン夫婦と長田穂波」と題された田中キャサリンの講演による）。

ロイスによる英訳詩集には、Souls Undauntedと題された一冊もあり、「Verses from THE CHRISTIAN POETRY CLUB at the HOSPITAL FOR LEPERS OSHIMA, JAPAN」と記されたこれもまた大島に暮らす療養者の作品を英訳しておさめた詩集だった（長島愛生園本館図書室所蔵）。この本の出版社はAMERICAN MISSION to LEPERSであり、発行年は一九四八年と推定（小檜山ルイ『別冊日本

語解説 アメリカ人女性宣教師の日本 第2期：大正・昭和編』エディション・シナプス、二〇一三年)。

大島の療養者たちは、ロイスという翻訳者との交流を経て、英語に訳された彼ら彼女たちの作品は、言語の違いをこえて広く読まれる可能性を得たのだった。『燃ゆる心』＝Hearts Aglowは穂波の『みその花』の英訳（ただし全訳ではない）であり、もう一冊のSouls Undauntedは単著の英訳ではないようで、それにみあう和書はみつかっていない。また、後者にかかわるというキリスト教信徒の詩作会もなにを指すかわかっていない。翻訳の経緯もその詳細が明らかではないが、ともかく、二〇世紀の初めからその中葉ころまでの時代に、療養所に生きる療養者の作品で日本語以外の言語に翻訳のうえ単著として刊行された例は、この二著にとどまるのだろうか。

東京の療養所に生き、川端康成に見出されたといってよい北條民雄の「いのちの初夜」（一九三六年）のドイツ語訳（訳者オスカア・ベンル Oscar Benl）と英語訳（訳者ルイス・ブッシュ Lewis Bush）が知られているが（川端康成「創元選書『いのちの初夜』あとがき」一九四八年九月）、その刊行年はよくわかっていない。なお、国立ハンセン病資料館図書室には、書誌情報「北條民雄著［いのちの初夜］英語訳版」という、THE FIRST NIGHT OF LIFEと題された稿のコピーがある。ただし、掲載誌、発行年月は不明。同稿のIntroductionには、「〝The First Night of Life,〟a story written a half century ago」とみえるので、この英訳は一九八〇年代の発行だろうか。

北條の「いのちの初夜」の欧米語訳について、田中キャサリンから教示を得た。

〝Die Erste Nacht Eines Neuen Lebens. See Benl, Oscar, Flüchtiges Leben: Modern Japanische

Erzählungen,（Berlin-Schöneberg: Landsmann-Verlag Gustab Langenscheidt junior, 1942）, pages 134-183.
For the English version, done by an anonymous translator, see〝The First Night of Life,〟in The East Vol. XXI（No.3）（May 1985）, 58-69. ——この英語訳版が国立ハンセン病資料館図書室にあることとなる。

交流する穂波

穂波評

穂波は、大島に療養所が開設された一九〇九年にその施設に入ってから、一度をのぞいて島から外へはでていない。自分のからだを隔離せざるを得なかった穂波ではあったが、彼は隔離施設の内外の人びとに知られ、いくつものつながりをその手に握っていた。

ハンセン病療養所に勤務した経歴のある医官内田守人が、大島で編集発行されていた逐次刊行物『藻汐草』に寄稿した韻文がある（「癩学会の折 大島を訪ひて」『藻汐草』第七巻第三号、一九三八年三月）。大島を訪ねた内田は短歌一〇首を詠み、そのうちの一首が「欧文に訳さるるまで君が詩の名高くなりしを歓とせむ（長田君に）」との祝福のうただった。ただし、さきにみた『燃ゆる心』（Hearts Aglow）の発行年月日は、一九三八年六月二七日なので、内田の一首が『藻汐草』に掲載された時点ではまだ、英訳詩集は発行されていなかった。療養者に短歌指導をしたり、長島愛生園で亡くなった歌人明石海人（あかしかいじん）の伝記を刊行（一九五六年）したりすることとなる内田だから、翻訳の情報をいちはやく入手していたのだろうか。あるいは、さきにふれたとおり、『燃ゆる心』（Hearts Aglow）に米国流通版と日本流通版の二種があったとすると、前者の発行が早かったのかもしれない。

その内田が一九七六年に刊行した『生れざりせば―ハンセン氏病歌人群像』（春秋社）に「長田穂波の詩魂」という項があり、そこで、大島には「大正から昭和初期にかけて長田穂波というクリスチャンで神経ライの詩人が居て『霊魂は羽ばたく』という詩集は英文にまで翻訳された」と穂波を紹介していた。だがすでに書いたところからわかるとおり、原著の書名に誤りがある。穂波の詩を高く賞讃する評者も、その書誌情報を正確に記せなかったのである。

ただ、内田はくりかえし芳しい評を穂波に寄せ、たとえば、一九四〇年の時点でも、東京全生病院の北條民雄、九州療養所の島田尺草（しゃくそう）、長島愛生園の明石海人と穂波をならべて、「癩文学の四高峰」との絶賛を送ったのだった（「癩文学」『真理』一九四〇年四月号）。穂波が生きた同時代の評はほかにも彼をとりあげ、たとえば、一九三九年三月発行の『医事公論』第一三九〇号特輯「癩の文学」に掲載された「思ひ出る人達（文芸に精進する癩者達）」の執筆者多田貞久も、さきの島田、北條、明石、麓花冷（ふもとかれい）（東京）の四名に穂波をくわえてとりあげていた。ただし穂波については、「文壇には未だ認められてゐないが」との注記をつけて、ほかの四名と穂波とを区別していたのだが。

さきの内田の好評は穂波自身にもすぐに届いていた。穂波は、彼がほぼ一貫してその編集と発行とを担った霊交会の機関紙『霊交』第二五九号（一九四〇年六月一〇日）の「編輯後記」に、「「真理」誌上に東京の北條、九州の尺草、長島の明石、それに穂波を加へて、日本癩者の四天王と数へてあるとの噂を承りました」と記していた。穂波は自分ひとりが生きていることも知っていて、「舞台に残つたのは自分一人、誠に淋しく思ひます。癩者は勉強して修養して、やや円熟して来ると倒されます、悲しい事であります」と、誉め言葉にただ歓喜するのではなく、いくらか冷ややかな感慨を記していた。

修養団

さきに載せた穂波の著作一覧に、発行者として修養団や愛汗塾という名称の団体があった。これが穂波と療養所の外の社会とをつなぐひとつの機関となっていた。

修養団とは、東京師範学校在学の蓮沼門三（一八八二年～一九八〇年）によって一九〇六年の二月一一日に創立された団体で、各所に支部を設置していた。その支部が大島に、一九三一年一一月三日に設けられた。大島支部設置のきっかけは、その年の二月一一日に修養団講師の高橋昭道が四国霊場巡拝のとちゅうに大島に寄り、「大島療養所に於ける修養団運動は、之を機縁として霊的炎上を見たのである」という（前掲『小さき者の告白 砕けて結べ』）。支部長には療養所長の小林和三郎が就いた。

大島には現在、修養団主幹の蓮沼門三の著書『光を仰ぎて』（修養団、一九三〇年訂正増補二一版、初版一九二六年）、長田穂波編『修養団大島支部発会式報』（一九三一年）、修養団大島支部代表者野島泰治編『修養団大島支部六周年記念誌』（修養団大島支部代表者野島泰治、一九三七年）、大島支部の機関紙『つばさ』第五巻七号（修養団大島支部、一九三八年一月一〇日）といった修養団の文献がある。この一号しか残っていない修養団大島支部の逐次刊行物は、穂波が編集と発行を担っていた。支部長を療養所長が兼ねたとはいえ、実質の支部運営は穂波が差配していたようにうかがえる。修養団主幹をつとめる蓮沼の著書には、本を入れた箱の裏に「呈穂波兄　蓮沼門三」の献辞があり、本の扉のつぎのページには、「悩める友へ　蓮沼生　夜更けて明は近く　涙を払ひて光を仰ぐ」との手書きもみえる。

なお、この機関紙『つばさ』は、紙面の欄外に、「此の（つばさ）は印刷も凡て病友の団員によつて出来ました、然し職員の手によつて厳重な電気消毒がなされてあります、御愛読の程を念じます」と印刷されている。島外にも発送されていた『霊交』にも『藻汐草』にもなかった、隔離施設内で編集発行された刊行物ならではの表記が、いま目を引く。

「愛汗の二大誓願に奮起せられし蓮沼主幹の熱禱は、現在の皇国の柱と成りつつあります」と穂波たちにうけとめられた修養団支部の結成は、「天皇、皇后、皇太后陛下、万歳！　修養団本部、各支部同志、万歳！　香川県日本一大島支部、万歳！」（『修養団大島支部発会式報』一九三一年）と療養者が祝福喝采する場となり、その修養団をとおして大島では、「献身報国」「総親和」「総努力」「流汗鍛錬」「同胞相愛」「愛なき人生は暗黒なり」「汗なき社会は堕落なり」（『修養団大島支部六周年記念誌』一九三七年）といった標語を掲げて罹病した心身を鍛錬するとともに、皇国の民として生きる回路が見通されたのだった。

名まえ

穂波の名声は隔離施設の内部に囲われず、療養所の外郭をこえて、島の外周をこえて、瀬戸内海を渡って広がっていたのだが、いったい、穂波を知るとはどういうことなのだろうか。

すでにみたとおり、彼の姓は「ながた」と音読されてきた。しかし、こうした呼ばれ方に穂波は違和を感じていたようなのだ。霊交会機関紙『霊交』第二三一号（一九三八年二月一〇日）の「編輯後記」に、「編輯子の性名」と題された項がみえる。そこには、「長田穂波（おさだほなみ）。斯く読むのが本当であります、何卒御加禱下さいませ。性名の序にお話さして頂きますが、名札は通じさえすれば本尊こそ大切と存じ、大島でも『おさだ』と呼ぶ人はありません。ナガタよ、と通つて居る訳であります。〔中略〕人間は間違た事でも習慣となると感情や意識までも其方へ曲るものと見えて『おさだほなみ』と呼ばれると一寸変な気持ちがする。間違た習慣が本当を曲げてゐる、斯る事は尠くない事でせう！」と記されている（ルビ原文）。「ながた」ではなく「おさだ」であるとの本人からのうったえである。ただし彼は、まちがいを絶対に認めないという拘り（こだわり）をみせているのではなく、通じればよく、また、彼自身が「おさだ」と呼ばれるとちょっと変な気持ちがするとの照れくさそうなようすもみせているのである。穂波自身が「Nagata」と記したサインもある。ひとの名を呼びまちがえたり書き誤ったりすることは日常茶飯事ともいえ、それをいちいち正すことを小事への拘泥と嫌うむきもあるだろうが、他人による文字のうえでは穂波の姓はほぼすべて「ながた」と記されてきたとおり、本人以外がそれに頓着するようすがほとんどみられないのである。

その名を呼び直すこととあわせて、もうひとつ、多作であり、しかもそのうちのいくつかは版を重ねたり改めたりしてよく流通したとみえる彼の本の読まれ方も再考する必要があるだろう。たとえば、大島で結成された自治会がみずから編んだ史誌である『閉ざされた島の昭和史』（前掲）の「文芸活動の歴程」と題された項は、穂波の著書を一四冊とあげたうえで（書名は八冊のみ）、「著者の長田穂波は島内キリスト教会のリーダーだったから「宗教色濃いもの」と敬遠され、島内では左程よまれず、評価は外部で高まったようだ。健常者に深い感動で読みつがれたらしく〝島の聖人〟〝哲人穂波〟などの尊称も、外の人々の言いであった」と伝えている。

この史書の編纂には、刊行された一九八一年にはすでに社会復帰していた土谷勉が「特別参加」している。土谷は在園時に、穂波の未刊原稿を当時の霊交会代表から借りうけ、それを元にして、『癩院創世』と題する大島でのキリスト教伝道史を刊行することを許された著述家でもあった（本書Ⅲ参照）。土谷の「特別参加」のどあいがよくわからないところではあるが、穂波と親交のあったかつての療養者が編纂にくわわった史誌のなかでの穂波評として、これはなかなかおもしろいところではある。

入れ墨（タトウ）

その名をどう呼ぶか、その著作がどう読まれたとみるか、こうしたところを誤ると、そのひとのとらえ方を大きく損ねてしまう恐れがある。ここで、穂波をめぐるもうひとつの印象をみておこう。

さきの『閉ざされた島の昭和史』は、大島の療養所にやってきた当初の彼のようす、勉学に励むその背景を示すところに、「全国から四国霊場へ逃れ寄っていた浮浪者を狩り集め、開いた直後の当所へ、先の穂波こと長田嘉吉は、一八才で自宅から入所した。初めから異端視され、生意気だと睨まれ、その打ち消しに腕に刺青(いれずみ)し、けんかもした。だが、学校中退が何より悔しい彼は、どんな環境でも勉強だけは続けよう、と小机や書籍を持参し、毎日机に向っていた」と記した（ルビ原文）。喧嘩っ早さにくわえて入れ墨とは、聖なるひと、文筆のひとといった穂波の印象を大きく変えてしまう情報になりかねない。ただこの情報は、いくらかは人口(じんこう)に膾炙(かいしゃ)していたようで、さきにみた『足跡は消えても』の穂波の項にも、「彼は、その左の腕には「天竜」というイレズミがあったほどだが」と記されている。これまたさきにふれた、穂波自身の執筆原稿を元としたという『癩院創世』にも、「きかん気のやんちや者で、右腕に「一心」と刺青までしていて人目を惹いた」と穂波を登場させていた（同書第三章）。穂波の入れ墨をめぐって、それがどういった文言だったかの情報が錯綜している。

穂波が生きた時代に近い記録をみよう。さきにも参照した手書き手作り『青松』の穂波追悼号には、彼が逝去した直後の一九四五年一二月二三日におこなわれた座談会記録が掲載されている（「故長田大人を語る座談会」）。そこで当時の霊交会代表石本俊市は、「左の腕に「天龍」と刺青をしてゐたことは誰も知らぬのではないかと思ふ。林先生はお気づきでせうかしら――。あれはここであんな刺青が流行(はや)つたことがあるのです。その頃――」と語った（ルビ原文）。「一心」の入れ墨は誤りなのか、それとも、ふたつの彫りものがあったのか、よくわからない。座談会での石本の話は、「人間長田さん」と題された項のなかにまとめられていた。入れ墨があるものを勇み肌だの鉄火だのと判断してしまうことは勇み足かもしれない。入れ墨の挿話はそれとして、ひとりの人間穂波をあらわすひとつの証言と聞いておこう。もっとも、穂波自身が「自分が読み書きしなかつたらやくざになつたらう」（傍点原文）といっていたとも石本は語っていた。

聖者像

穂波逝去の五日後に開かれた座談会では、彼の臨終のようすも話題となった。

斉木　髭のことを先刻林先生が言はれたが髭はある方が写真にしてよかつたと思ひますね。

石本　死顔のきれいな事は昼寝の顔以上だつたと思ふね。

斉木　たとへ宗教は異つてゐてもあの静かな死顔を見ると「昇天」といふ事を沁々（しみじみ）思はされますね。キリストによく似てゐる。

石本　あの席で山谷さん（現霊交会員）とも話したのだが。

河淵　誰もさう言ふらしい

――斉木創は「青松同人」、石本はこの当時の療養者「総代」であり霊交会代表、河淵朝馬は「昵懇者」と紹介されている。

霊交会図書室には、もうひとつ、藁半紙に鉛筆書きの座談会記録草稿とおもわれる文書が残っている。そこでは穂波の最期をみとった療養者のひとりである河淵が、「長田さんはあんなに早く亡くなりましたが、臨終が近づくに従つていよいよ崇厳に顔はかがやいて参りました、キリスト様の顔によくにてゐると山谷さんとも話した位です」と語っている。

「昇天」をおもわせる、あるいは、「キリスト様の顔によくにてゐる」と、どちらも穂波の死に顔に宗教をみたとの感慨が述べられている。こうした穂波像が後年にも想起されて、霊交会創立五〇周年を記念して編まれた冊子『霊交会 創立五十周年記念誌』(前掲)に大島青松園園長の野島が寄稿した「霊交会五十年記念に寄す」のなかにも、「死後の長田氏の写真が適度に髭があつて画で見るキリストそつくりであつたことも不思議なことであつた」との記述がみえる。

大島でのキリスト教信仰をもっともよく体現した穂波ではあった。その死がたちまちに彼をまるで聖別していったようすが記録されているのである。それは穂波自身の望むところだったのかどうか。

一九九四年には、少なくともひとりの霊交会信徒が、信心を持つものの神聖化に異議を唱えることとなる。霊交会創立八〇周年を記念して「再版」された、大島でのキリスト教伝道史というべき『癩院創世』にこのときの霊交会代表が寄せた「再版に当たって」には、「本誌の文言に三宅さんや長田さんを指して「島の聖者」と表現したところがある。〔中略〕キリスト教大島霊交会の責任において再版するにあたっては、これは一顧を払わなければならない」と再考の必要が示され、聖書にしたがえば、「神以外はすべて罪人であるということであり、聖人などいる訳がないというのである。その意味では聖パウロも、聖ペテロも、あるいは聖ヨハネも反聖書的であり、敢えて尊称を用いるとすれば、パウロ先生でよいだろうし、ペテロさんでよく、また三宅さんや長田さんでよいということである」との理解が提示されている。

ここには、先人を賞讃するにあたって適切な敬意のあらわし方を知る自由な精神がある。このときの霊交会代表は、曽我野一美(そがのかずみ)だった。

死に顔

穂波の死に顔の写真がある。いまのところその四葉の所在がわかっている。㈠手書き手作り『青松』の穂波追悼号（一九四六年刊行）に貼ってある一葉、㈡穂波の遺稿を集めた『福音と歓喜（遺稿選集第一巻）』（一九五〇年刊行）掲載の一葉、㈢二〇〇九年四月一九日に霊交会に寄贈された一葉、㈣大島青松園の自治会事務室にある写真アルバムに貼られた一葉（写真帳にふられた番号は5）。

㈠にキャプションはないが、それが貼ってあった『青松』掲載の医官林文雄による「臨終前後」と題された稿には、穂波を看護した療養者の河淵が「寝てゐても死んでからもその顔はヱス様と同じやうだったと繰返し繰返し云はれた」ことと、林が執刀した解剖の記述のすぐあとに、「彼の良い写真がないので剖見（検）台上で撮影する」と記されている。㈡には「長田穂波氏　昭和二十年十二月十八日逝去　同十九日撮影」のキャプションがつく。㈢キャプションなし。㈣には「故長田穂波氏遺影・解剖台上ニテ／昭和二十年十二月十八日永眠」のキャプションがある。㈠㈡㈣は同じアングルで撮った同一ネガからの焼きつけにみえる。㈢だけがアングルが異なる。ただし撮影の時日は、㈠は臨終直後とうかがえるが、㈡は逝去翌日である。情報が入り混じる様相があるも、ともかく穂波はその死に顔が撮影され、それは、当初は手作り雑誌『青松』を回覧する仲間うちで閲覧され、そして、島外の交流ある人びとにも送られたり、出版物に掲載されたりしたのだった。

遺稿集に遺影を載せることはあるだろう。穂波のそれは、彼の死に顔となった。遺稿集の編者はそれを聖別する文言で飾ることをしなかったが、島で穂波を神聖化するきっかけとなったその死を写し撮った画像の掲載は、写真を聖像として扱うものともいえよう。

穂波が病(や)む

遺書

穂波の遺言があった。わたしがそれを知ったときは、大島で調査を始めて六年が経った二〇一〇年九月だった。大島では、穂波の多数の著書、一冊だけの日記、読書の痕跡となる書き込み、遺影、手書き原稿、絶筆などなど、いわばいくつもの出会いにこれまでも驚いてきた。さらに遺言をみることとなるとは、おもいもしなかった。ただそれは、なんということもなく、自治会事務室で保管してある、さきの死に顔の写真と同じ写真帳に貼られた一葉だった。すでに現物はないもよう。全文を転載しよう。

遺言／一、金銭は有高を四分し(い)霊交会、(ろ)協和会、(は)少年少女舎、(に)籍本(ママ)及現住室へ贈られ度し。／一、書物は霊交会へ贈られたし。但し、原稿は時を見て出版手続をとり、印税は霊交会へ納入するやう計られたし。／一、衣類諸道具は室長各位御協定を乞ふ、但し、日頃特別親しき友及世話になりし人へ、形見品としての御考慮を乞ふ。／一、自分の肉体は余り善きものでなかつた、聖業も助けたが悪を誘ふやうで苦しめもした。故に、葬式は簡単に ‖ 得べくは夜伽室より火葬場へ運ぶ ‖ で貰ひ度いと想ふ。記念会など為さぬやうに（若し記念会するならば所持金を割当て入園者全般へ送物して下さい）／一、交際先へはハガキで一寸知らして頂きたい。／昭和十九年八月一日記す。／長田穂波／籍本及居室／室長各位

——遺書についた封筒の表には、「遺言」と大きく書かれた二文字が中央にあり、その左に少し小さく「籍元及居室／室長各位」との宛て所がある。＝記号を二文字分使う穂波独特の表記法がここにもみえる。協和会は自治会。「籍元」とは世話役くらいの職名である。

遺書の一九四四年八月一日という日付は、その死のときから一年四か月あまりもさかのぼる。穂波の死は長患いのすえではなく、一九四五年一二月一六日九時に「心嚢炎」のために「絶対安静」となった二日後二時の「急逝」だった。死の前年に、すでに自分の最期を気づかうなにかがあったのだろうか。さきにみた穂波の遺稿選集第一巻は、発行は一九五〇年となるも、そこに掲載された「自序」は一九四四年七月二五日付となっていた。遺書の日付と一週間ほどの開きしかない。同書編者による「後記」には、穂波自身が「本書の出版を企図していられた」と明記してあるので、穂波は一九四四年にはすでに、自分の最期に向けた準備を始めていたのかもしれない。

肉体

手に括りつけたペンを顎（あご）でささえながら書いたという穂波の字は、それにしては読みやすい。その文字で簡潔に記された遺書には、生きるものたちに面倒をかけない配慮が籠っている。

それにしても、「自分の肉体は余り善きものでなかつた」とはなんだろうか。死をおもいながら穂波が記したこの一文をどう読めばよいのか。

この遺書は確かに穂波の周囲の人びとに読まれていた。さきにみた石本俊市の「追悼感話」には、穂波の「遠慮深」さや「人様に御迷惑をかけぬやう常に注意」していた証跡として、「遺言書の中に〝葬式は簡単に、得べくば夜伽室より火葬場へ運んで貰ひ度いと思ふ。記念会など為さぬやうに〟と書いてあった」とその一部が引用されている。遺書にあるかんたんな葬式をという指示は、その理由や動機について、「自分の肉体は余り善きものでなかつた、聖業も助けたが悪を誘ふやうで苦しめもした。故に、葬式は簡単に」と書いてあった。石本は、偶然なのか故意なのか、穂波の一文にふれていない。「自分の肉体は余り善きものでなかつた」との一文である。「悪を誘ふやうで苦しめもした」から「善きものでなかつた」というのか。「悪」とはなにか、「苦しめもした」とは、なにが、どのようになったのか。遺書が簡潔であるがために、その詳細を推しはかることはむつかしい。ここでは、この一文を手始めとして、穂波にとって心身が病むとはどういうようすだったのかをたどってみよう。

糜爛(びらん)

穂波の文章には、つぎの一文もある――「寒冷は火の如く人の肉をタダラス」――ここには撞着がある。火の熱さと寒冷とは正反対だから、寒さや冷たさが火のように、という喩えは成りたたないはずだ。だが、ドライアイスに触ると火傷する、と注意することがあるとおり、凍傷による灼熱感、炎症や壊疽が、それを火傷とおもわせることがある。火によって爛(ただ)れてしまった肉と、寒冷が爛れさせた肉とでは、どちらの糜爛がひどくみえるだろうか。

この「寒冷は火の如く人の肉をタダラス」の句のまえには、「彼の満洲の」の語があった。これが記された一九三六年には、すでに「満洲国」が成立している。寒冷の地というと「満洲」が想起されたのだろうか（「恩寵の花片」『霊交』第二〇六号、一九三六年一月一〇日）。

「彼の満洲の寒冷は火の如く人の肉をタダラスと言ふ事であるが」――の文言が記された連載稿「恩寵の花片」は、霊交会機関紙『霊交』第二〇一号（一九三五年八月一〇日）から掲載が始まった、三宅清泉と長田穂波の共著である。療養所事業の経験を持たない「役所」と、療養者としての「自覚」のないものたちとによって動く大島の療養所では、その始まりは「暗黒」の幕開けにほかならず、やがて各宗各派の宗教が「うづま」くときへ移り、キリスト教徒たちの活動があらわし始めた意義が示され、そして、「黎明を仰」いだかつてのようすが回顧される。

生(い)く

連載第六回の「黎明を仰ぐ」はその冒頭で、「戦慄すべき発病によりて、肉体と精神はボロボロに砕き尽されて、人間らしい点は全く無くなりさうに想はるる程の逆境に沈む」療養所での生の始まりがあらわされ、しかしそうしたなかで、「反つて平安に似た生存となるものである」とも、説かれている。

療養所に並存する逆境と平安――貧しきものは幸いである、の格言に似た逆理である。こうした療養所での「生存」は、そこに「落込まない者」の「普通の常識」ではわからないとの指摘で、島外の読者たちはいったん突き放されてしまう。この生とは、どのようなようすなのか。
そこには目的もない理想もない、そこには活きたくもなし死にたくもない、そこには恥と言ふ事も誉れと言ふ事もない、そこには欲することも捨ることもない、そこには昨日も今日も明日もない、そこには時間も金銭もソロバンがない、そこには上もなく下もない、そこには東もなく西もなく方角がない
――いくつもの否定形であらわされた、「『ただの存在』が無意識的に動いて居るに過ぎない」としかあらわせない生である。この述懐をつづけて読むと――「いたずらな呼吸がつづいてゐる」といえばこれは諦念か、「キマグレな風のやうに活きて居る」というところには詩があるかもしれず、「生の執着さえも感じてゐない、又、死なども求めては居ない。来るままの力に支配されてゐる」との自覚には、外部にある強力に抗わず、それを受忍する療養者の姿が造形されている。また、文中に用いられた「冷酷な生命の海」の喩えは、療養者の集団か療養所その場所の表現なのか。いずれにしても、そこに「虹の如くに、故郷の山河や、なつかしい面影や、こいしい思出や、腹だたしい事や、おかしい事や、等々の影が通り魔の如くウツリては過ぎて行く」ようすが描写されている。

平　安

連載稿「恩寵の花片」では、療養所にもだれもが故郷を懐かしむような、どこにでもみられるようす

がある、喜怒哀楽があることも外の社会とは変わらない、そうしたなかで、否定されるべきものとしての療養者が「平安」を生きているのだ、とあらわされている、とみえるかもしれない。だが、そうとだけうけとられてしまっては、まずいのだ――「清浄に洗練されし心境の如くに一寸は聞こゆるが、決して左様ではない。これは全く閉ぢ尽くした暗黒である」――ここにつづけてあの文言が記される。

彼の満洲の寒冷は火の如く人の肉をタダラスと言ふ事であるが、それは火の如く灰にまでする力とは異ふ如くに、諦めとか悟りとかより出し結果でなく、其の反対の諦められず悟れない結果より出でし処である。

――療養者は達観などしていない、火が肉を焼きつくして灰にしてしまうように片をつけるようすとは違う、では、どう異なるのか。わたしたちは、足掻き踠いている、極度に寒く冷たいところで肉は灰になりはしない、ただ肉が爛れるのだ、わたしたちの療養所での生は、澄み切った心境のもとで営まれているのではない、だが、ここには、「平安」がある――こうした伝達が療養所のある島から発信されたのである。

黎　明

連載稿「恩寵の花片」は、あらかじめ、「『霊交会史』と言ふに近いもの、又、療養所の実相にも近い〔中略〕古い思ひ出て話」を載せると告げられたうえで始まっていた（「編輯後記」『霊交』第二〇〇号、一九三五年七月一〇日）。副題「黎明を仰ぐ」のついた連載第六回では、これから闇が切り開かれようとするその端緒が振り返られている。「黎」の語には、黒いという意味がある。暁の明るさを仰ぎ、それを待ち望んだころの思い出であるとともに、消えようとする夜の闇をあらためて確かめるかのような追憶であった。その黒は「サタンの影」のあらわれだから排斥されなくてはならない。だが、その影にはまた、「自分らの過去の姿が、其処にハッキリ認めらるるのである」から、その暗部をすべて摘出して放り捨てればよい——とはならないのである。

この「恩寵の花片」連載第六回「黎明を仰ぐ」は、どう読めばよいのだろうか。その心境を、ひいては療養者自身をも「陽極」と「陰極」とに二分し、前者が信仰の賜であり、後者はいまだそこにいたらない不備や未熟や、あるいは不善とする療養者の生を描いたと読めばよいのか。連載のこの回では、「癩者の多くは陰極に於いて存在してゐる」とも報せている。「陰極」こそが癩者の多数だとなれば、たんにそのものたちを指弾する回顧とみてしまっては、この論稿を読み誤るようにおもう。必ずしも理詰めの論述ではないこの稿を読むには、それにみあった読み方が必要となる。

解く

それにはまず、穂波が持つ二分法を解くことから始めてみよう。さきにみたとおり、この「陰極」には自分たちの「過去の姿」も投射されている、べつにいえば、「決して他人の記事でなく、己れの記録を読み出す」ことにほかならないとの自覚があるわけだ。療養者を陰陽の二極に分化して、後者を優位におく判断を、彼はとっていない。平安と逆境、清浄と暗黒、諦めや悟りの心境とそこに到達していない反対の境地、そして、陽と陰——この二分された前項と後項が、療養所の外と内にあたるのか、後項から前項へは時間の推移とともに移行するのか、この稿はそれを明瞭に記してはいない。

「黎明を仰ぐ」と題されたこの連載第六回の稿は、全体では、療養所が移り変わるようすを真夜中から暁へと喩えて描いている。ときはようやく黎明であり、しかもそれを仰ぐ、べつにいえば待ち望むときでもある。夜は明け切らず、世界にはまだ陽光が満ちていない。この曖昧なときは、ものごとがみえにくく、わかりづらく、世に知られず、対立や矛盾があり、そこにはいくつもの意味が籠もっているようすがうかがえる。療養所での療養者は、「平安に似た生存」であり、また「ただの存在」であるにすぎない。きのうも、きょうも、あすもない、時間も方角もない無の世界で、欲望も毀棄もない無為を生き、恥辱も栄誉もなく目的も理想もない無我と無心とがある、とあらわされる生が穂波に自覚されている。これが、諦めでも悟りでもない平安であり、そこに郷愁や日々の感情が「影」となって「通り魔」のようにあらわれる、ともいう。

生（せい）へ

こうした穂波の内省には、強い明確な意思がひとつだけあらわれている——「死にたくもない」「死なども求めては居ない」という、はっきりとした生への確信である。「活きたくもなし」「生の執着さえも感じてゐない」とも穂波は記したのだから、死をもとめない、とは積極ではない消極の、ただあるだけの生が提示されているだけだとみえるかもしれない。だが、そうではない、死なない生を穂波は確かに見据えているのである。死なない生、これは癩菌が浸潤した人体の生でもある。コレラ菌と違って、癩菌が体内で増殖してもひとは死なない。のちの穂波の死も心嚢炎による。

では、この死なない生は、なぜ、爛れてしまうのか。その生が、法のもとで隔絶された療養所でのみ許され、治癒や解放といった未来のない、「全く閉ぢ尽くした暗黒」にあるからなのか。ひとが当たりまえに持つふつうの感情が、療養所内では通り魔の恐怖と感じられてしまうからか。自分の肉体も、あるいは自分の意思も存在そのものも、自己が律するのではなく、外部にあるなにかが専制統治しているかのような療養所に隔離されたからなのだろうか。

わたしは、爛れてしまう死なない生の要因を、それが囲い込まれた場に還元して考えるのではなく、その生を駆動する肉体にもとめようとおもう。皮膚病としての癩、そしてハンセン病が、事態の根元にある。その皮膚は腐ると感じられてしまうのだ。さきにみた、諦めや悟りの境地の前段として穂波がみた、「腐肉」がそれである。

内に

穂波はしばしば、自分の肉体の感じ方を記録している。『霊交』紙上の「編輯後記」には、その号の編集を終えた穂波の安堵が記されることがある。「すこし暇になりかけた、心がユルム」というぐあいだ（第一八五号、一九三四年四月一〇日）。同時にここでは、こころ緩むせいか「全身がウヅクやうに感じらるる」との鈍い痛みへの自覚も綴られている。全身の疼きからの脱却は、第一に祈り、第二に勉強、第三に証言だと定め、「そして神を崇むる原稿をば記して活きたい。地上に何の執着もなくて、久遠の生命を追ひ求めたい」との望みを記す。ここでの穂波は、原稿を記しつづけることと信仰に生きる意思を持つことを生の根においている。

ただ、生の肉体を持て余すときもある。その気持ちを穂波は、「編輯子は『近く召さるる』と言ふ気持で毎日を迎えて居ます」とあらわす。そう自覚しながらも「其処で一生懸命につとめて居」る療養者として、「自分ながら不思議な事は、『この肉体でよくも活きられる事』である」との驚嘆をみせ、「よく『土くれの如き』と言ふが、自分の体は余程マヅイかたまりと化して来た」と、穂波は自己の肉体を形象したのだった（「編輯後記」『霊交』第二一一号、一九三六年六月一〇日）。「マヅイかたまり」を抱えて生きる穂波の手立ては、「編輯子の肉体は大分破れて来たが、内なる編輯子は益々健かである」（「編輯後記」『霊交』第一九四号、一九三五年一月一〇日）と記すとおり、自己の身体を肉と内なるものとに分け、後者を健全に機能させることにある。

穂波はいう。たとえば、「無霊魂主義者」は「精神は肉体の生気の中に萌ゆる副産物だ」というが、そうではなく、「実際は精神の為めに、肉体が形造られつつある事を証明」できるとの主張である（穂波生「瞑想と祈禱」『霊交』第一九〇号、一九三四年九月一〇日）――「崩れ行く肉の所有者が、其反比例に益々精神が盛になり、死ぬる肉を超越して居る姿を、幾百の臨終実験して居る」と説くことで、さきの主張が補強される。「肉体は朽ち行くとも、精神の丈夫な者は目的を失はない、故に何かの形に於て労働があり得る」と、「土くれの如き」、あるいは、「余程マヅイかたまり」であっても、確かな、健康な、達者な精神があれば労働をして生き得るとの指針を示したのである。ただしくりかえせば、その一方には、崩れゆく肉、死ぬる肉、朽ちてゆく肉体があるのだ。

精神

身体を肉と内なるものとに分ける穂波はさらに、脳の病（やまい）と精神病とをはっきりと弁別する（長田穂波「神的維新」『霊交』第二〇〇号、一九三五年七月一〇日）。穂波は現時の「精神科学」の成果として、「『精神は肉体より離れて働く』、即ち精神の独立自活と言ふ事が認められて来た」と紹介する。これをべつにいうと、「精神力は脳髄より独立なして働く」、したがって、「人間の脳味噌の熱が精神の働きなりと言ふ説は、転向して、『脳は単なる機械に過ぎず』して、他の存在が脳を用ひて居る事が明かとなつた」と説いたのである。この学説らしき議論は、どうやってその当否が確かめられたのか――穂波が大島にきてからすでに、七〇〇名近いものが死亡したという。これらの「死者の臨床実験」によると、「肉体の衰弱と破壊とに由りて、精神力に変化は生じないと言ふ事を確信させされたのであ」り、もうひとつさきへ議論をすすめると、「更に大島には、精神の烈悩によりて脳をこはしたる、キチガイと言ふ症状の人が絶えないのであるが、精神の上には変化なくて、脳味噌の上に狂ひが生じて居る事を認め」たのだという。だから、「何とか為ると奥の常態である精神の姿が現れて来るのであ」り、「故に『脳病』はあれども精神病ではないのであります」、これは「精神病者に永く触れし人ならば、知る処であらふ」と、その実体験によるという確からしさもあわせて説かれたのだった。

ひとの身体を、その内なるものや精神と、朽ちてゆく肉体とに二分し、その肉体が衰え壊れてしまっても、精神の力に変化はおよばないと説くとき、脳もまた肉体のひとつの機関となり、それを患わす病と精神病とは違うというのだ。はげしい悩みを原因とする狂気もまた脳の障害であり、精神は侵されていないとの診断である。

頭痛

では、穂波にとって、自分の脳は、また、そのぐあいは、どう感じられ、どのようにあらわされたのかをみよう。

穂波は頭痛をうったえる――「頭痛の烈甚で此日頃はぬれ手拭を四六時中頂きつつペンを執つて居」る彼には、そうしたなか、「耳は鳴る、目はかすむ、面白い事に成るものであると、肉体と言ふ機械の事を考えて居」るくらいの余裕があった（「編輯後記」『霊交』第二〇二号、一九三五年九月一〇日）。一方このとき、「脳病めはペン執ることのものうくて原稿用紙ホゴになりけり」と、病む脳が原稿用紙を反古にするほどの物憂さをもたらしたようすをうたってもいる（穂波生「即吟」同前）。耳鳴りや目の翳（かす）みはおもしろくもあり、物憂くもある。頭痛が、脳の病が、そうさせるとの自己診察である。この頭痛は、「火気を頭上に置きて絶えず押しつけて居るやう」との激烈な苦痛と喩えられ、ひどい耳鳴りは「耳も大分遠くなつて来た」とその機能の衰えを感じさせている。振り返れば、「八、九年つづけて脳を病ひ、耳も遠くなつてゐたのが、此処二、三年スツカリ気持よく、耳も能く聞えてゐた」穂波だったのだが、目と耳を、さらには脳をも患うとの実感は、「肉体のあらゆる処を犯される」との身体観となり、それゆえにまた、「負けん気でウンと働くのである」との決意にもつながるのだった（「編輯後記」『霊交』第二〇一号、一九三五年八月一〇日）。

穂波は病む脳を生への反転軸とする――「過日来は、脳が病めまして食欲がなくなり、睡眠が出来ない事が多く、甚だユウウツであるのですが、神を仰いで、病ひより烈しい、病ひより強い、死より勝てる、生命の賜物が確信されまして、喜びを失ひませんでした」と、脳が病んだことをとおして、病――これは癩にほかならない――より強烈な生を生きようとし（長田穂波「ざんげと感謝」『霊交』第二〇三号、一九三五年一〇月一〇日）、他方で、「脳を病むので、起きたり寝たり致して居るので、怠気であつた」と、いくらかの慙愧をも示している（「編輯後記」同前）。恥じ入るという心情も、生きることをささえる。

冬の寒さがつのり、「海辷る風が肌をさす」ころになると、「ペン持手が霜フクレで丸くなる」。だがこのころようやく「脳が快くなつた」穂波は、率直にそれを「トテモ嬉しい」と喜んだ（「編輯後記」『霊交』第二〇五号、一九三五年一二月一〇日）。

違和

頭痛、耳鳴り、目の翳み、そして脳を病むという自覚――脳を患うというその様相やどあいがどのくらいなのかをひとまずおくと、それ以外はどれも、癩にのみかぎった症状ではなく、ごくふつうの日常生活でもみられる、多くのひとに覚えのあるからだの痛みや不調といってよい。こうした身体の違和を抱えて生きる穂波は、多事多忙の日々に、「健康なら善いのになアー」と願う（「編輯後記」『霊交』第二二〇号、一九三七年三月一〇日）。穂波にとっての健康の対極は、日々のただの疾痛や調子悪さではない。それは、「脳は鳴る、瀧の如く、虫の音楽の如く、そして仕事の後は熱を持つて来る」との症状である（「編輯後記」『霊交』第二二一号、一九三七年四月一〇日）。この明喩であらわされたおそらく頭の痛みを、わたしたちはうまく推しはかることができない。頭痛との推断も誤っているかもしれず、脳のなんらかの病態が、そのように喩えられたのかもしれない。ともかく、脳が瀧のように鳴るのだ。

脳を病み、耳は遠く、話すことも食べることにも「不自由」な口と「星が入つてとれ」ない目を持つ肉体に向かって、穂波は、「偉なる哉、癩菌！、我全身に横行する」と、まるで喝采を送るかのように語りかけ、もうひとつ、この肉体で生きられる不思議さや驚異を、「更に偉大なる哉‼、キリストの血は死屍を活して用ひ給ふ、オー我が肉よ、汝は実に奇蹟に近し」とキリストへの感謝としてあらわした。だがここで、キリストを讃えると同時に、自己の肉体を穂波は、「死屍」と表現してしまう。キリストへの謝意が深まるほどに、穂波の肉体は死屍として爛れてゆくかのようにみえる。

診療

一八九一年生まれの穂波は、このころ四〇歳台後半になっていた。老いるというには早い年齢であるものの、「私の心は元気一杯ですが、病気の方が老込で来まして、自分一個の日送りに矛盾を感じて居ります」と記すほどに老いの実感があったのだろうか（「編輯後記」『霊交』第二二四号、一九三七年七月一〇日）。病が老い込むとは、諸症状が悪化していたのか、たんに老いたと感じたのか、この表現の内実ははっきりとしない。このくだりは、やはり、肉体と心魂とを分ける自己診察を述べるところで、「心魂のままで活ると、病者らしくなくなり、病気のやうに活ると心魂が不満に耐えません」と両者のいわば不協和について、その「解結は多分、老身は休息に入りて、若い者のみが踊る時でせう」とその落着が見通されている。このいくらか意味のとりにくい記述を推察してみると、心魂は病に煩わされることなく生きられ、しかし病んだ肉体は毎日を過ごすことすらつらくなっているので、もう休むときかもしれない、だが心魂には力が漲っているとの自覚がある、というところだろうか。

『霊交』の編集を終え疲れがでたのか、「編輯後記」には、「編輯子も大分耳を犯されて来た、脳も犯されがちである、そろそろと目も声もと来るでせう」との、愚痴とも悲嘆ともとれる感慨が記されるときもあった（『霊交』第二二五号、一九三七年八月一〇日）。とはいえここでも、「しかし、明日は神の愛の手に信仰するから大安心である」と、神への信頼と感謝があわせて表明されている。この信仰心がありながらもまた、ヘレン・ケラーの「非常な感覚」との対比で、「癩者は麻痺しつくしてゐる」とも書きとめられるのだった（同前）。穂波が安心して心中を表白できる『霊交』紙上の「編輯後記」は、穂波による自己のいわば診療録として活用されてきたといえる――「書いて居る腹背より汗が流れる」と夏の暑さのもとでの肉体の機能の記録に始まり、「兼ての犯されてゐる脳を初め、全身の耐暑力の減退でもあらふ」との診断に記述が移る（「編輯後記」『霊交』第二二六号、一九三七年九月一〇日）。夏好きの穂波（「編輯後記」『霊交』第二一二号、一九三六年七月一〇日）がこう書いたのだから、この九月は、かなりこたえる暑さだったのだろう。そこでこの夏は、もはや「午後の六時半にペンを捨て、井戸水を頭上よりあびるか、盥にくんで這入つて全身を洗」うことで、「格別」の「清々さ」を「いかなる時にも嬉しさは尽きぬもの」と享受している。穂波は肉体の操縦法を心得ていたらしい。

民雄

ここで「いのちの初夜」を参照しよう（角川文庫版、二〇〇一年改版四二版、初版一九五五年）。「大きい反響を呼」（川端康成）んだこの北條民雄の作品は、一九三六年発行の『文学界』に掲載された。「わずかに三年」と短かった北條の「文学生活」（同前）の時期は、穂波のペンが猛勢をふるっていた日々と重なる。初めは「一週間」、ついで「最初の一夜」の題で構想された作品は、「いのちの初夜」として「成熟」した（光岡良二）。

駅から病院へ向かうところから、その翌日、「やがて燦然たる太陽が林のかなたに現われ」るまでが、この作品のなかの時間である。病院内で「初めてまざまざと見る同病者」は、「奇怪な貌（かお）」をしていた。病院にやってきた尾田の目をとおして、「すべてが普通の病院と様子が異なっていた」との描写がおこなわれる。そこは、「全然一般社会と切り離されている」病院だった。尾田には「話相手」の佐柄木ができた。

「どれもこれも癩（くず）れかかった人々ばかりで、人間というよりは呼吸のある泥人形であった」（ルビ原文）との感慨を尾田が病室で抱いた場面で、佐柄木が尾田に、「あなたはこの病人たちを見て、何か不思議な気がしませんか」「つまりこの人たちも、そして僕自身をも含めて、生きているのです。このことを、あなたは不思議に思いませんか。奇怪な気がしませんか」と話しかけた、と北條は描いた。尾田には、佐柄木の顔が「半分潰れかかって、それがまたかたまったよう」で、「話に力を入れるとひっつったように痙攣して、仄暗い電光を受けていっそう凹凸がひどく見えた」。その佐柄木は、「癩病に成りきることが何より大切だと思います」と尾田にいう。くりかえし、癩になりきる必要を説く佐柄木に尾田は、「この崩れかかった男の内部は、我々と全然異なった組織ででき上がっているのであろうか」とおもう。佐柄木はまた、「どんなに痛んでも死なない、どんなに外面が崩れても死なない」と、「癩の特徴」を説く。「癩に屈服するのは容易じゃありません」が、「一度は屈服して、しっかりと癩者の眼を持たねばならない」、そしてくりかえし説かれる、癩になりきる、その境地をとおして、「再び人間として生き復る」「新しい人間生活」が、ここでは展望されている。この作品では、さきに引用したとおり、くずれかかった、の語に「癩」の文字が用いられ、病者の肉体が表現されている。それとは異なる「内部」がみつめられ、癩を潜り抜けたところに「いのちそのもの」が見通されているのだ。

穂波にとって、そして北條においても、肉と離れたところでの、死なない生、あらたないのちの希求があった。

内観

わたしのこの文章には、長田穂波による一九三〇年代後半の内観をとおして、療養者の生を考える課題があった。穂波ほどに文字を書き綴った書き手はそう多くはないので、この療養者の生を厳密にいえば、ひとまず、穂波にとっての生となる。この時期の穂波は、著述と療養所の自治と教会の運営とで忙しい毎日をおくっていた。脳の患いは、この多忙とかかわっていたかもしれない。穂波のいう脳とは、肉体の一部であり、精神や心魂とは弁別しているとみえる。彼は身体を肉とその内なるものとに二分したうえで、癩菌に侵された肉をとおして生きるのではなく、それに蝕まれていない内なるものにおいて生きようとした。癩は皮膚の表面にすぎず、それを剥ぎ取ったところでの生である。穂波ほど多くの文字を綴らずに亡くなってしまった北條の「いのちの初夜」にも、この外面と内部とに劃然とした違いを設ける身体観と、崩れる前者から切り離した後者に生きる生命観とがあらわされていた。穂波にとっての生は、療養者の生に広がる可能性があるのだ。

ただし、穂波にとって、この肉体と内なるものとに身体を二分することは、そう容易ではなかった。なにより、からだがいうことを聞かないのだ。穂波の身体観にしたがえば、脳もからだの一機関となり、頭痛をもたらす脳の病は精神の患いではなく、歯痛などと同じ肉体の不調である。皮膚の爛れ、そして腐肉を極限とする崩れる肉体として感じられる癩を、長田穂波というまとまりから剔抉しようにも、肉を離れた生(せい)を生きることは現実にはむつかしい。穂波がしばしば記録したとおり、脳を病む自覚がそのたびに肉体を生きていることを彼に報せる。書きながら考え、考えつつ書く穂波には、頭痛を発する脳も、なによりペンを持つことがむつかしい手も、考えるたびに、文字を書くごとに、脳があることを手があることを自己主張しているのである。

そのうえで、自分の思索を苦心しながらもペンを使って文字にして、自己の外にそれを作りだしたとき、肉体を飼い慣らそうとしつつ、死なない生を生きるものとして、いくらかの平安を祝福したのだろう。寒冷もまた火のようにひとの肉を爛れさせる——それは焼尽せずに燻っているようすであり、焼かれて灰になりきるのではなく爛れた状態の残余があるとの指摘であり、どうにか癩に生きる穂波がうたった凱歌の一節なのだった。

ペン

療養所のなかで、自分の書いた文字をもっとも多く活字にした穂波にとって、文章を書くこととは、思うにまかせない肉体から自由になるための手立てだったのではないか。穂波にとっては、書くという行為それ自体が容易ではなかった。手が利かない穂波は、手に括りつけたペンを顎でささえて文字を書く。「現在は普通の万年ペンを使用して居ります」が、「手の悪い編輯子はペン執る度に、『何ぞよき自分向きの』ペンはなきかと考えさされる」ので、「何とかよきと思ふペンがあれば御知せ下さい」と、機関紙から読者へ呼びかけたこともあった（「編輯後記」『霊交』第一九二号、一九三四年一一月一〇日）。

ペンを使って文章を書く。穂波にこれは苦行だったろうか。彼は、ペンを使って文章を書くことをとおして、社会と時局と自己の理解の仕方を示しつづけ、彼のペンはしばしば、自身の肉体について書きあらわした。わたしのこの文章は、穂波の内観を手がかりにして、療養所での生を考える試みである。

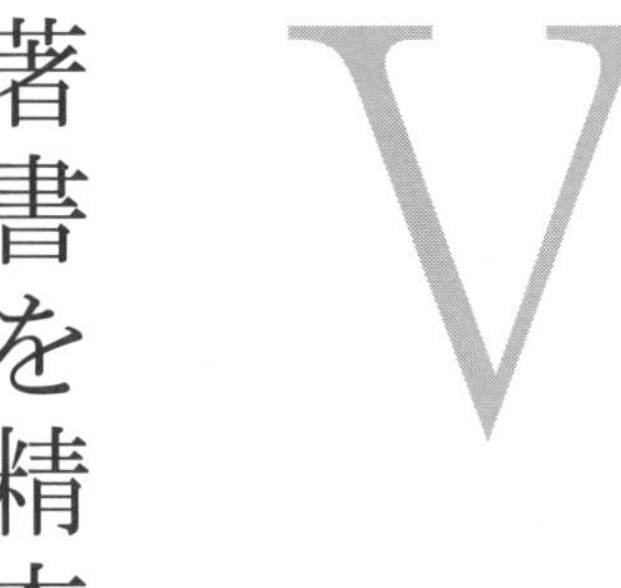

V 著書を精査する

——青木恵哉

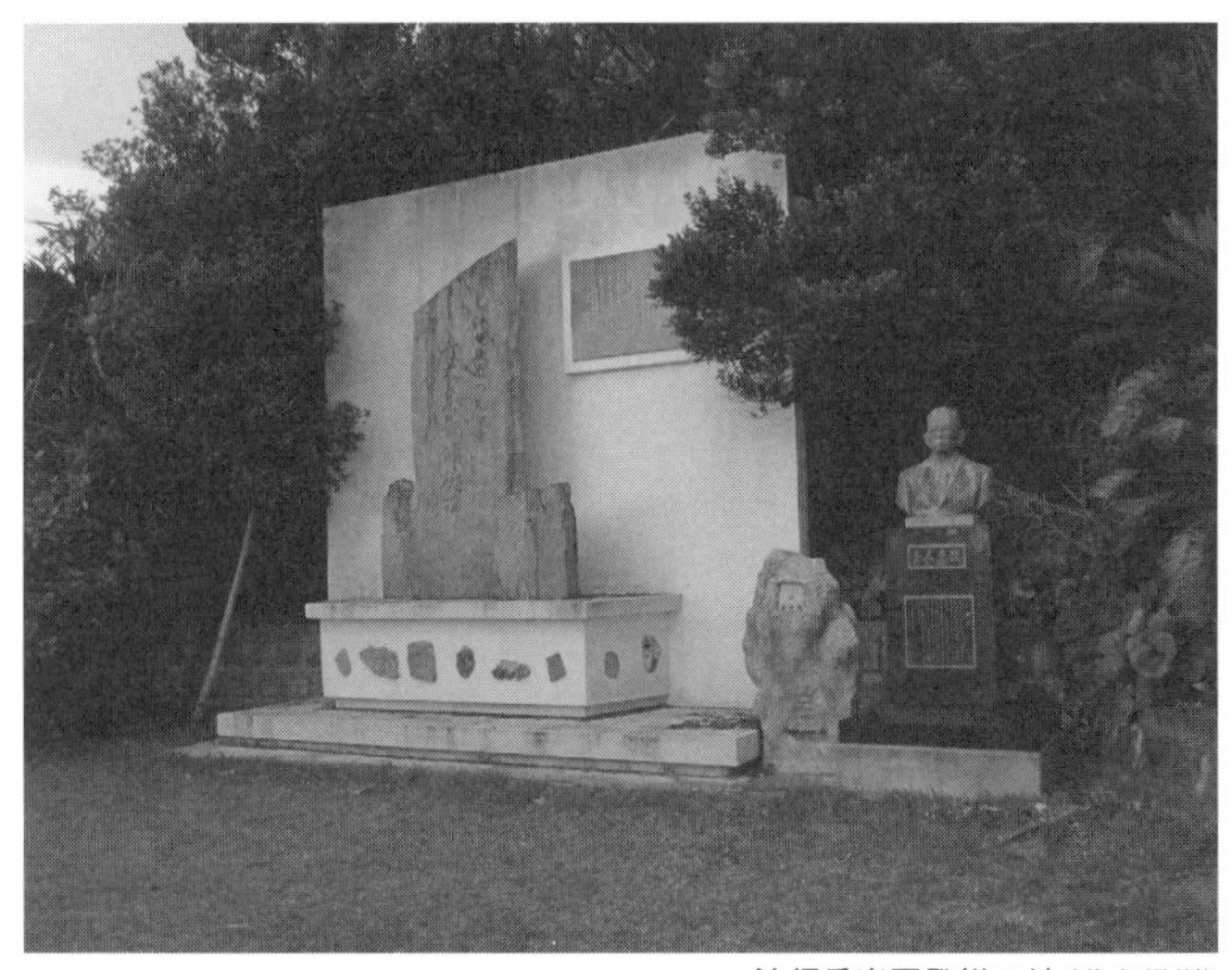

沖縄愛楽園発祥の地（著者撮影）

際立つ療養者像

沖縄、移動

東京都東村山市にある多磨全生園に隣接する国立ハンセン病資料館では、常設展示の展示室1が「歴史展示」と題され、そのなかの「日本の政策を中心としたハンセン病をめぐる歴史」の展示のひとつを、一六枚の写真パネルで組んでいる。それは修道女の集団が写った一枚、ほかは個人一五人の肖像写真一五枚となっている。肖像がみせられた女八人、男七人はミッションにより療養所を開設したハンナ・リデルや、療養所勤務医の小川正子に光田健輔などで、一五人のうちハンセン病に罹ったものはひとりしかいない。それが青木恵哉（けいさい）だった。

パネル解説文によると、徳島で生まれた彼が、発症ののちに療養所のある香川県木田郡の大島で洗礼をうけ、四国の郷里で伝道をおこない、「沖縄本島全域」でも布教に努め、ついには沖縄の療養所の「開園を導いた」ものとして展示にとりあげられたのだった。彼の履歴を示すときは、このとおり、おうおうにして沖縄時代に重点がおかれてきたのである。ハンセン病の歴史に関心を持つものがこうして知る青木は、沖縄におけるハンセン病史の分野で、もっといえば、沖縄の「救癩」の歴史のなかにおかれてきたとの観がある。

沖縄での建碑

その沖縄にある沖縄愛楽園には、一九七一年一一月一〇日に建立された「青木恵哉頌徳碑」がある。建立の月に選ばれたその日付は、園創立の記念日であり、さらにさかのぼるとそれは、のちにみる貞明皇太后の「御歌」が詠まれた日だった。碑の銘文は、「世の偏見とたたかいつつ伝道するうち、真の病者救済のためには宗教的信仰のほか、病者安住の土地を得ることが必要だとさとり、病者を組織して、信念と智謀とをもつてこれを指揮し、無抵抗の抵抗を旨とする、宗教戦争ともいうべき戦いのドラマをへて、屋我地大堂原（やがじうふどうばる）をかちとつた／昭和十三年、ここに愛楽園がうまれ」、この地で青木が「昇天」したと伝える。

碑は、青木を顕彰する場はここ沖縄なのだと告げるとともに、彼の伝道、たたかい、抵抗の場が沖縄の各地にあったことをあらわすために、碑の台座には「大宜味（おおぎみ）」「伊江島」などと記された、沖縄のそれぞれの場所から採取された一〇の石が嵌め込まれている。青木の活動の場を当地の石であらわす趣向である。碑の石には、彼の故郷である徳島の「青石」が用いられ、それは徳島県知事の寄贈だったという（『祈りの家教会聖堂三〇周年記念誌』編集祈りの家教会聖堂三〇周年記念誌編集委員会、発行人管理司祭高良孝誠、発行所日本聖公会沖縄教区祈りの家教会、一九八四年、『命ひたすら―療養五〇年史』発行責任者自治会会長小底秀雄、発行沖縄愛楽園入園者自治会、一九八九年）。この碑の除幕式で祝辞を述べた列席者の一覧に「大島青松園霊交会代表・曽我野一美、同園自治会代表・高崎正夫（代読）」の名がみえる。後者は、神崎（こうざき）正男のはず。

さきにみた『祈りの家教会聖堂三〇周年記念誌』には、「除幕式参列来賓」の集合写真が載り、そこには、額の広さに若い曽我野の顔を確かめることができる。除幕式には曽我野ひとりが出席したのだろう。神崎(神美知宏)も曽我野も、青木とは違う目的と趣旨で、彼らなりに「移動する」ことをとおして療養者たちの活動を主導する役を担ってゆく。神崎の故郷をどこと定めることは他人にはむつかしく、彼自身がどうおもっていたかをわたしは確かめていない。だが、その二〇一四年五月の急逝は、客死といってよい。神崎の死に場所は生地でも住地でもなかった。

展示にも碑文にも明示されていない、青木が大島で親しんだ信仰の集いはキリスト教信徒団体のキリスト教霊交会にあった。霊交会の三宅官之治、長田穂波、石本俊市や、おそらくほかのおおかたの信徒とも違って青木ただひとりは、霊交会を、大島を離れ、四国、熊本、沖縄、そして沖縄でもいくつもの場所を歩き、そこで暮らすなかで、彼自身の生を展開したのだった。青木が「移動する療養者」だったこと(阿部安成「青木恵哉の信仰―移動する療養者」滋賀大学経済学部ワーキング・ペーパー・シリーズ第一九三号、二〇一三年六月)、そうした生を駆動して療養所の基礎を築いた場所が沖縄だったこと、この二点によって彼の像(イメージ)が特異な療養者としてかたちづくられたのだった。稀有な療養者とうけとめられた青木は、どのように想い起こされ、また、議論されてきたのだろうか。

療養者の顕彰

わたしは沖縄愛楽園を二回訪ねている。一回めが二〇〇三年二月、二回めが二〇一三年五月で、そのあいだに一〇年の歳月が経ってしまった。

沖縄愛楽園は、沖縄本島北部で「東シナ海」に伸びる本部(もとぶ)半島のつけ根辺りの屋我地島にある。那覇空港から園最寄りの停留所まで路線バスでおよそ二時間はかかる。現在は沖縄県名護市となる屋我地は島ながら、三本の橋が架かり離島ではなくなった。いちど園の正門から歩き始めてはみたものの、橋にはとうていたどりつけずにとちゅうであきらめたことがあった。屋我地の北端となる済井出(すむいで)が沖縄愛楽園の所在地で、園内の北の端が療養所発祥の地となる。そこには「本園発祥の井戸」と納骨堂と、さきにみた青木恵哉頌徳碑があり、わたしの最初の訪問時にはなかった青木の胸像が二〇〇五年一月に建てられた。胸像の向かって左には、模造岩の音声装置があり、ボタンを押すと青木についての説明が流れる。青木を顕彰する道具立てが追加され、胸像が建てられるほどに賞讃された、とてもめずらしい療養者に青木はなった。療養所の内外を問わず、全身か、頭部だけか胸部までかはともかくも、銅像を造られた医師はいたが、療養者については、東京の療養所に生きた北條民雄の胸像が知られているくらいで、ほかにはほとんどなかったことだろう。

胸像の台座には、青木が「もと徳島県の人」であり、「一病者として、病苦に加え社会的偏見と孤島苦を負う同病者と共に生きるため沖縄に遣わされ」、「大和から放置されたこの地で遂に病者の自立と団結による療養権を獲得、屋我地の北端に愛楽園の基礎を開いた」、「四国人だった恵哉先生が沖縄人となりきって主基督に課せられた任務を終え、日本復帰を待たずして国頭(くにがみ)の土となったのは一九六九年である」との碑文が刻まれている。渡辺信夫の執筆となる。「沖縄人となりきって」の語に、やはり青木の事蹟を顕彰する場は沖縄にほかならないとする、碑文執筆者のはっきりとした強い意思があらわれている。

碑がたつところのさらにさきには、かつて使用された桟橋の跡があり、そのわきの小さな横穴には「青木師壕」と彫られた案内板が嵌め込まれている。第二次世界大戦後に青木がここで「祈り瞑想し聖書研究」をした場所だという。

沖縄愛楽園の北端は、罹病者が水をもとめてたどりついた井戸があり、物故者たちの遺骨が眠る納骨堂があり、園の創始者を顕彰するふたつの碑があり、その療養者が信仰をあらわした横穴がある、だれもが記憶すべき、神聖な装いの園発祥地としてある。

小説化

ここで一冊の「小説」をとりあげよう。著者は三浦清一、発行所は東京都本郷区湯島の鄰友社、発行年が一九四三年の『愛の村—沖縄救癩秘史』である。奥付のまえのページには、著者自身による「巻末に」と題された「皇紀二千六百〇三年初夏」付の文章がある。七行のそれが、この本の内容と刊行のいま（皇紀二六〇三年＝一九四三年）とを伝えている——「沖縄救癩運動のために、みづからの生涯を献げ尽して、遂に国立癩療養所建設の礎石となつた一人の癩病患者の姿を、小説化したのが此の物語である」がという。読めばわかるということなのか、なぜかここにその名が記されていない「一人の癩病患者」が青木恵哉である。この本の冒頭二ページ上下四点の口絵写真は、最初が「園長塩沼博士」で最後が「青年時代の青木恵哉」となる。

青木を描いた「小説」がなぜ皇紀二六〇三年に刊行されたのか。著者によるこのいわばあとがきは、「大東亜三百万の癩者に、新しく呼びかける責任を負はされてゐる我等は、此物語の主人公の胸に燃えたものを、今日我ら自らの魂の中に、点火せしめねばならないだらう」との自覚をみせている。ついで、「無癩日本、無癩東洋のまぼろしへ精進することが、これまた八紘一宇の大理想の一翼であり、科学日本の理想である限り、私は、此の物語の主人公を動かした精神を、我らも亦、新しく把握しなければならぬ」と、巻末のあとがきで著者をふくむ「我等」の決意が表明されたのだった。

ここにいう「無癩東洋」とはなにか。それをみるために、この本の始まりを読もう。目次につづく書名扉の裏には、貞明皇太后の「御歌」が掲載されている。これはかつて一九三二年に、高貴なるものの慈悲と仁慈による救癩の証しとして療養所に下賜された短歌で、現在の国立療養所一三園のすべてに歌碑などのかたちをもって、依然としてこの歌が残っている。聖なる救恤の名残というわけでもないのだろうが、取り壊しを決めた療養所があるとは聞かない。

「日の丸への合掌」と題された『愛の村』第一章は、沖縄愛楽園での日の丸掲揚、「御歌の奉唱」（作曲山田耕筰）の場面に始まる。この小説は、青木がその基礎を造ったという療養所がすでにある現時の場面から過去にさかのぼって彼の事蹟を示し、そして療養所ができあがる直前で稿を閉じるとの構成をとっている。沖縄に療養所がある現時を頂点とする発展史といってよい歴史の記述である。

著者の三浦は、熊本にある教会の司祭で、「回春病院から沖縄伝道のため派遣された、最後の司祭となった」という（前掲『祈りの家教会聖堂三〇周年記念誌』）。

「無癩東洋」

青木はやがてみずからを著者とする、青木による沖縄など各地での伝道の軌跡をあらわすこととなる。その刊行にさきがけて上梓されたこの『愛の村』と題された救癩の歴史記述は、一九三二年一一月一〇日に大宮御所での歌会で貞明皇太后が詠んだ短歌をあらためてその巻頭に引きだし、それを「八紘一宇」が呼号された一九四〇年代にふさわしく、さらには、その歌が海を渡るという時局にふさわしく、あらたな機能を担った「御歌」を仰ぎみる、紙でかたちづくられた報恩の証しとなったのである。

さきにみた「御歌の奉唱」のつぎに記された場面で、療養所開園は「矢つ張り君の、ながい間の御苦労の結果だよ」と、園長が青木に話す。「如何にも恐縮したやうな眼を、まともに園長に向けながら」、それを否定して、「全く、「御歌」の——毎朝、国旗の前で奉唱させて頂く、「御歌」のたまものでございますよ」と、青木に応えさせ、園長にも「ほんたうに君の言ふとほり、これは、「御歌」のたまものである——有難いことではある」と感謝で応じさせる会話が仕込まれている。そして青木が、「御歌の御威光によりまして、沖縄の此の地にも、療養所が建てられましたが、今度は、御歌が、海を渡る日が来ると、私はこの頃しみじみと考へさせられてをりますが……」と切りだして、園長も喜ばせようと、『楓の蔭』に掲載された詩をみせた。

『愛の村』本文には記されなかったその詩の題は「『御歌』海を渡る日」で、元は、東京の多磨全生園で発行されていた逐次刊行物の『山櫻』（一九四二年一〇月号）に掲載された療養者の詩だった。三浦が記さなかった『楓の蔭』（日本救癩協会発行）の掲載号は、第一三九号（一九四二年一一月）である。

この詩は、「支那に百万／仏印に三万／泰国に五万」などと「大東亜三百万の癩者」を数えあげ、日章旗が海を渡ってゆけば「御歌」も海をこえることとなり、「日本の癩者が海を渡る日が来たら……／一万五千の一割を送らう」との歓喜のなかで「〈大東亜〉に自身の生の意義を見出そうとしている点で特異」な詩となったのだった（荒井裕樹『隔離の文学―ハンセン病療養所の自己表現史』書肆アルス、二〇一一年）。『楓の蔭』既刊号にも掲載されたとおり、このとき、「大東亜共栄圏内に於ける救癩問題」（第一三五号、一九四二年七月）や「真に自覚した病者自身の間から生れて来る救癩挺身隊の出現」（同前）がその紙上で議論されていた。「無癩東洋」とは、一九三〇年代に日本国内で展開した無癩県運動を、こんどは療養者自身がそれをいわば逆手（ぎゃくて）にとって捩じ曲げたさきに見霽（みはる）かした地平であり、まるでその前線基地として沖縄の愛楽園があるかのような様相をみせたのだった。

のちにみるとおり、療養所建設に反対する勢力への抵抗の武器として、青木が「御歌」を活用したようすが『選ばれた島』に記録されている。『愛の村』に記された「無癩東洋」を言祝ぐ青木の歓喜は、それが実際の出来事がどうかは不明ながらも、いくつかの碑文や論稿など青木を顕彰する場にはいっさいとりあげられることがなかった。

療養者の著書

『選ばれた島』

国立ハンセン病資料館の展示には、青木についての出展がほかに二点ある。ひとつが、「沖縄愛楽園創立の経緯について、差別と迫害のなかで療養所創設の中心人物であった青木が書き遺した」という「『選ばれた島』初版本」で、もうひとつが、その原稿の複製である。

この『選ばれた島』の書誌情報を示そう。奥付には書名のしたに「非売頒布品」とある。発行年月日はなく、「一九五八年一〇月一五日印刷」との記載がある。著者は青木恵哉、発行者がW・C・ヘフナー、頒布元は沖縄聖公会本部、発行者と頒布元の住所は同一なので、ヘフナーは沖縄聖公会本部のひとなのだろう。発行者が個人であっても、彼が属する団体が頒布元となっているので、これを私家版ということはできない。まさに売りものではない、広く配布された品なのだ。同書は、一九五八年沖縄の政治情況にみあって、「日本取次元」が東京都渋谷区の日本聖公会教務院となっている。

この初版は、療養所の「開園二〇周年記念に出版された」という(『青木恵哉銅像除幕式記念』沖縄愛楽園自治会金城雅春、二〇〇五年)。初版刊行の二〇年まえとなる一九三八年に、臨時国立癩療養所国頭愛楽園(現沖縄愛楽園)が開かれた。

国立ハンセン病資料館図書室にある同書は元「林文庫」の一冊で、その表紙見返しには「贈一九六二年四月十九日沖縄出発の日／林芳信先生／吾が生れの四月八日／木の芽晴れ／青木恵哉」とペンで記された献辞があった。

『選ばれた島』にはもうひとつの版がある。一九七二年発行のそれは、著者は同じながら編者として渡辺信夫の名が記され、発行者は秋山憲兄、発行所は東京都新宿区の新教出版である。巻頭口絵写真につづく編者による「解題」では、本書を『選ばれた島』の「復刊」であるといいながらも、ただし「初版本の忠実な翻刻ではない」ともいう。これについてはまたあとでみるとしよう。

ここで、復刊版の発行者と発行所についてふれておこう。一九一七年生まれの秋山憲兄(のりえ)は、小川正子の著書『小島の春』(一九三八年)の発行で知られる長崎書店(一九二五年長崎次郎創業)につとめた経歴を持つ。第二次世界大戦下の「企業整備令」(一九四二年五月一三日公布)によって、一九四四年に同店や教文館、日曜世界社、一粒社などプロテスタント系の一〇社が統合され、長崎が代表に就いた新教出版社となった(西阪保治ほか『日本キリスト教出版史夜話』新教出版社、一九八四年)。長田穂波の著書を発行したり、彼が愛おしんだ『聖書大辞典』を上梓したりした出版社がそこにふくまれていた。

なお、『選ばれた島』には英語版もある。書名は、Mission to Okinawa。本文三五二ページの英訳版の刊行年は一九七〇年代としかわからない。翻訳者も不明。香港の Christian Book Room から刊行されたそれを所蔵する機関はいまのところ、国立国会図書館、国立ハンセン病資料館図書室、リデルライトホームにある「リデル、ライト両女史記念館」(熊本県熊本市)、名桜大学附属図書館(沖縄県名護市)、そして沖縄愛楽園自治会のみとなる（文献検索データベースCiNii Booksではヒット件数なし。二〇一四年一一月二一日検索）。ここではその英訳のようすを詳細に論じないが、目次についてだけふれると英語版は初版のほぼ逐語訳となっていて、英訳目次は初版のそれに対応している。

稀有な体験をしたという療養者のこの著書『選ばれた島』は、どう扱われてきたのだろうか。

第三の版

『選ばれた島』には一九五八年発行の初版と一九七二年発行の復刊版があり、近年もうひとつの版が刊行された。それが二〇一四年二月発行の「改訂新版」である。その書誌情報を示すと、副題に「沖縄愛楽園創設者の生涯」とつけられ、「著者」は青木恵哉、「編著」と示されたあとに「佐久川まさみ」という名が記されている。発行者は、聖公会沖縄教区祈りの家教会で、その所番地の沖縄県名護市済井出一一九二は沖縄愛楽園と同一である。発売が東京都中野区のいのちのことば社となっている。

わたしはこの版の刊行を、『選ばれた島』のリプリント版制作のとちゅうで知った。これにはかなり驚いた。同書のリプリント版は沖縄愛楽園自治会との協同作業のはずなのだが、このかん改訂新版なるものの刊行についてはいっさい報されていなかったから。またこの版を手にしてさらに驚くこととなった。同版には「編者あとがき～心がつなぐ物語」と題された三ページにわたる文章がついていながら、「改訂」の内実についてまったく説明されていないのだ。『選ばれた島』にはすでにふたつの版があることが知られ、また復刊版を読めばすぐにわかるとおりこのふたつの版にはけして小さくない違いがある。

それについてふれもせず、改訂新版なるものが既刊のどちらの版を継いでいるのかの説明もない。

もっとも、奥付には「一九五八年一〇月一五日初版発行」と記されているから、初版の改訂新版ということなのだろうが、正確にはそれは初版が「印刷」された年月日である。そして改訂新版をみれば、それが初版のままではない中身であるとすぐにわかる。だから「改訂新版」なのだろうが、なにを、どう「改訂」したのかまるで説明がないとは不思議に感じる。

「今年二〇一三年、青木先生の生誕百二十年を迎えることができました。その記念としまして、ここに青木恵哉著『選ばれた島』（佐久川まさみ編）の新版ができ上がりました」と記す編者は、沖縄の大学に所属する「特別研究員」とのこと。改訂新版の刊行が大学に勤務する特別研究員によっておこなわれたのであるから、改訂の説明がない仕事を杜撰と指摘してよい。また、「青木先生の最大の魅力は、一期一会の出会いを悦び、人と人の間に一つ一つ橋をかけ繋がりを深めて、命を賛美していたことであり、私たちはその様子を文中から鮮やかに感じることができます」とまでその著述を讃えるのであれば、その青木の文章を説明なく改編しては、それは故人への非礼になるとおもう。

陥　穽

この改訂新版には、編者が特別研究員をつとめる大学の学長による「『選ばれた島』の出版に寄せて」と題された文章も掲載されている。麗々しくも装われたこの本につけられたカバー裏表紙見返しには、青木の肖像写真と、その略歴が七行で記されている。

そこには、「ハンセン病患者でありながら、キリスト教伝道のため聖公会より沖縄県に派遣される」との紹介がみえる（傍点は引用者）。こうした善意による賞讃には、相手を劣位におく無自覚の貶視が潜んでいる。盲目であるにもかかわらず交響曲を創りあげた、ハンセン病であるにもかかわらず数多くの詩をうたった、とくりかえされる讃辞を送るものたちは、その当人には本来であれば詩を創ったり伝道したりする能力がないとあらかじめ評定をしていることに気づいていない。善意が掘った落し穴は深い。

なお副題にみえる「生涯」という語には、『広辞苑』（第六版）によると「一生の中のある部分」という意味もあるが、私見では、それは多くのばあい「一生の間。終身」を指す語として用いられている。『選ばれた島』は青木の「一生の間」の事蹟を伝える文献ではない。

さて、ここで『選ばれた島』の所蔵情況を示しておこう。全国の公共図書館を網羅する余裕がなく、おおまかな情報を提示するにとどめるも、国立国会図書館には一九七二年復刊版しかない。国立ハンセン病資料館図書室には一九五八年初版と一九七二年復刊版の双方がある。

沖縄県立図書館の沖縄県図書館横断検索「みーぐるぐるサーチ」で検索したところ、沖縄県立図書館とうるま市立図書館で両版が所蔵され、沖縄女子短期大学図書館は初版のみ、那覇市立中央図書館、浦添市立図書館、琉球大学附属図書館、沖縄大学図書館、沖縄県立看護大学附属図書館、沖縄キリスト教学院図書館、沖縄県立芸術大学附属図書館・芸術資料館、沖縄女子短期大学図書館に二〇一四年改訂新版があった（二〇一四年一一月七日検索。一九七二年復刊版とその重版のみ所蔵館は省略）。

おそらく全国の公共図書館で『選ばれた島』の初版を読むことは、なかなかにむつかしいのだろう。

そうであればなおのこと、二〇一四年に新版を刊行するのであれば、初版をていねいに、きちんと再生する必要があった。

救癩史のテキスト

青木の著書初版は、一九六四年刊行の『沖縄救癩史』（発行者上原信雄、発行所沖縄らい予防協会）で、「昭和の救癩史を書くに当り」依拠した「尊い沖縄救癩史の文献」だと賞讃されていた。その前年一九六三年に沖縄らい予防協会上原信雄が発行した『沖縄救らいの歩み―沖縄愛楽園開園二五周年記念誌』では、収載した「沖縄救らい史年表」において、一九五八年に愛楽園創立二〇周年記念式がおこなわれた一一月七日にはまた、青木の『選ばれた島』の「出版祝賀会」が開かれたとの記載があった。

愛楽園の史誌をみてゆくと、『開園三〇周年記念誌』（編集責任者天久佐信、発行人沖縄愛楽園湊治郎、一九六八年）では、「出版物」のなかにあげられた青木の著書が、「生きた沖縄の救らい史と言われる青木氏の苦斗に充ちた半生を書いたもの」と紹介され、『開園三五周年記念誌』（発行責任者犀川一夫、発行所国立療養所沖縄愛楽園、一九七三年）では牧師や宮古南静園入園者自治会会長が青木に言及するくらいとなり、『開園五〇周年記念誌』（発行責任者原実、発行所国立療養所沖縄愛楽園、一九八八年）も青木にふれ、「記録誌」のページに『選ばれた島』の表紙写真（ただし復刊版）が載り、「石碑―それぞれに重〜い話」のページに「青木恵哉師頌徳碑」の写真が載るが、とくに『選ばれた島』を参照したり引用したりしてはいなかった。

青木にみぢかな教会と療養者による史誌では、どちらもさきにみた、一九八四年発行の『祈りの家教会聖堂三〇周年記念誌』には、「〝選ばれた島〟出版」や「青木恵哉師頌徳碑建立」と題されたページがあり、療養者自身によって編まれた一九八九年発行の『命ひたすら』は、『選ばれた島』を参照したにちがいない記述が散見されるも、同書についてとくに説いてはいなかった。

なお、『沖縄県史』別巻「沖縄近代史事典」（編集発行沖縄県教育委員会、一九七七年）には、「愛楽園」と「青木恵哉」の項目があり（執筆はどちらも大城立裕）、前者には『沖縄救癩史』（一九六四年）、『沖縄救らいの歩み』（一九六三年）などが、後者には『選ばれた島』（一九五八年）などが「参考」として明示してある。辞典の青木の項は、「徳島県に生まれ」と始まり、「愛楽園設立後は、園内の伝道につくした」と記し、青木の詠んだ句をあげて終わる。

『選ばれた島』一九五八年初版刊行後に編纂された最初の救癩史となる『沖縄救癩史』（一九六四年）以来、青木の著書は沖縄の救癩の歴史として目配りしたり転記したりするべき史書として扱われてきたが、そのどれもが『選ばれた島』を、喩えるならば剖検するにはいたらず、それはつぎにみる、二〇〇五年に発表された末吉重人の稿を待たなければならなかった。

異同の確認

末吉重人の論稿「「愛楽園」創設者の青木恵哉著『選ばれた島』について―現在流通する復刊本と初版本との異同が意味するもの」（『沖縄国際大学総合学術研究紀要』第九巻第一号、二〇〇五年一二月）は副題が示すとおり、ふたつの版の異同について調べた最初の稿となった。末吉は、二〇〇五年に沖縄愛楽園で青木の銅像除幕式がおこなわれたことにふれ、そのときに「青木師と生前から交流のあった大郷博氏（岐阜県在住）から、青木著『選ばれた島』（一九五八年初版本）のオリジナル原稿の返還があった」とも記録した。ついで、「我々が現在目にする『選ばれた島』」は、一九七二年に「渡辺信夫師によって編集された復刊本」であり、「『選ばれた島』に非売品の初版本があることはあまり知られていない」と指摘し、その初版本と復刊本との異同を校訂した稿をおこしたのだった。ただし「オリジナル原稿」の内容には「初版本の生原稿」としかふれていない。

なお、末吉は「初版本を金城幸子氏から借り受けて目を通すことができた」と明かし、彼女を「愛楽園を退園後、ハンセン病について語る今のところ唯一の元患者」と紹介している。わたしたちに沖縄愛楽園自治会から提供された『選ばれた島』初版の複写にも、金城幸子の署名があった。金城には『ハンセン病だった私は幸せ―子どもたちに語る半生、そして沖縄のハンセン病』（ボーダーインク、二〇〇七年）の著書がある。そこでは、「愛楽園の澄井中学校を卒業」したあとのようすを記した箇所に、「青木恵哉さんとは、この頃、毎日のように一緒にお昼ご飯を食べていました」と青木を登場させている。金城の著書は、彼女自身の半生もまた「移動する」生だったとあらわしている。

改編

末吉の稿が示した、『選ばれた島』の一九五八年初版と一九七二年復刊版との異同で重要な点は、初版の一部が復刊版で「削除」され、前者の「内容を書き換えた点」が後者にはあるとの指摘である。しかもそれは、編者の「神学的信念」によって青木の「神学的知識」が削られたり補われたりしたと、末吉はやわらかにではあるが述べたうえで、編者は「社会事業史におけるキリスト教慈善の「負の部分」を再現させたことになるのではないか。〔中略〕それは相手の救済に中心を置くのではなく、自らの救済のために自分の信念を相手に投影することである」と厳しく指弾し、また、共産党員をめぐる書き換えをとりあげて、「青木師はハンセン病者として虐げられたのもさることながら、『選ばれた島』の七二年復刊本においても二重の意味において貶められたと考えるしかな」く、ひいては、「七二年版『選ばれた島』復刊本において、過度な編集があったということを指摘」し、「初版本を再版して青木師の名誉回復が行われるべきだともつけ加え」ていた。

末吉の稿には、復刊版編者のかんたんな紹介もある。

末吉の願いが一〇年を経ずに、さきにとりあげた三回めの『選ばれた島』刊行で実現したようにみえるかもしれないが、それもまた「改訂」された新版だった。

なお、末吉は、「たとえば愛生園のようなハンセン病療養所の設立に関して、当初から療養所の設立自体が差別的政策であったと述べる文章」にみられる「事実とそれに対する評価〈価値判断〉」との混在に「違和感」をおぼえると明かして、「結果論としてみれば療養所設立の当初は、ハンセン病者を社会から隔離するとの社会防衛的な面と、行き場のない患者が周囲の人々による迫害から逃れて救済されたという両面があったのではないだろうか」と示してみせた。この指摘は、さきにみた青木胸像台座の碑文に刻まれた「療養権」という観点とかかわるとおもう。

キリスト教徒によるハンセン病救済をめぐる批判は、一九九六年に刊行された荒井英子『ハンセン病とキリスト教』（岩波書店）に始まる（ただし同書にも無視し得ない問題がある。阿部安成「病むからだ、信ずるこころ—ハンセン病の療養所におけるキリスト教信仰をめぐるいくつかの論点」滋賀大学経済学部ワーキング・ペーパー・シリーズ第二〇六号、二〇一四年一月、を参照）。それを閲読した気配がまるでない末吉の紀要稿はしかし、荒井の著書の後継におくことができ、あわせて、とくに二〇〇〇年代以降に展開した、ハンセン病政策をめぐるいわば絶対糾弾というべき論調への再考をうながしていたと評価できる。

沖縄ハンセン病史研究

沖縄におけるハンセン病史の展開を考究した成果となるその初期の稿に、中村文哉「沖縄におけるハンセン病問題—その生活誌からみるもうひとつの沖縄」（『立命館大学人文科学研究所紀要』第六八号、一九九七年）があった。そこでは、「愛楽園設立の最大の功労者にして、沖縄の「救らい」活動の功労者」として青木の活動が高く評価されている。典拠は、『選ばれた島』である。ただし、それは一九七二年に新教出版が刊行した復刊版だった。

中村はまた、「沖縄における「救らい」の歴史」を記すにあたって、その展開を『選ばれた島』から転載し、べつにいえば、同書の記述を歴史の事実として転記している。論文の副題に「生活誌」（傍点は引用者）と記しながらも、青木の著書がどのような「誌」であるかに注意を払っていないのである。これはたんに、いわゆる史料批判がないといっているのではなく、青木の著書がどういった結構や仕組みの「誌」であるかが問われていないと、わたしは指摘したのである。

中村の続稿をおってみよう。さきの稿ののちに発表された「複数の「嵐山事件」―「愛楽園」開園前の沖縄におけるハンセン病問題の一位相」（『山口県立大学社会福祉学部紀要』第一三号、二〇〇七年）でも同書の版も読み方もかかわらず、それが翌二〇〇八年発表の「ハンセン病罹患者〈居場所〉―沖縄社会と〈隔離所〉」（同前第一四号）では、同書の版は同じながらも、「一九二七年（昭和二）に、青木が沖縄に足を踏み入れて一九三八年（昭和一三）に「国頭愛楽園」が公式に開園されるまでの一一年間の自身の足跡を記した『選ばれた島』」を、「一九二七年から三二年頃までの一つのエスノグラフィとして、読み込んでみたい」との使用法が示されたのだった。だがここでも「エスノグラフィ」として読み込むとはどういうことかは説かれず、これ以前の稿での参照、引用の仕方との違いはわからない。

「〈渡り〉が拓く〈もう一つの社会〉―後原〈隔離所〉時代の青木恵哉」（『山口県立大学学術情報』第二号、二〇〇九年）でも、「青木の自伝『選ばれた島』を、一つのエスノグラフィー（生活誌）ないしドキュメント（生活記録）として、捉え返す」（傍点引用者）と掲げられたものの、「この点に関わる理論的な問題」はすでに前掲「複数の「嵐山事件」」で「詳しく論じてあるので、本稿では繰り返さない」とのことで、やはり依然として『選ばれた島』の扱いはかかわらず、しかもよくわからないのである。翌二〇一〇年発表の「屋部〈隔離所〉時代の青木恵哉―〈自由の地〉として〈もう一つのシマ社会〉を拓く営み」（同前第三号）では、「生活記録／民俗誌（エスノロジー）として捉え返」すと用いられた術語が変わるが、同書の扱いは不変。その後に発表された稿でも同様で、また一貫して同書は一九七二年版が用いられている。

社会学を専攻する研究者にとって、「生活誌」「エスノグラフィ」「ドキュメント」「生活記録」「民俗誌」とはなにかが自明のことなのかもしれないが、どういう術語を用いようと、青木恵哉という療養者がみずから著したという言述にみあった読み方は、少しも示されていないのである。

著書の不在

二〇〇九年に刊行された杉山博昭の『キリスト教ハンセン病救済運動の軌跡』（大学教育出版）第四章「沖縄の療養所の設立とキリスト者の役割」でも青木がとりあげられた。

だが同書では、たとえば第四章第二節第三項が「青木恵哉の動き」と題されながらも、不思議なことに『選ばれた島』を参照したり引用したりして項題にみあう主題を論じるという展開がほとんどみられないのである。本書著者は、青木の活動について、それを批判的に述べることは、はばかられるのが率直なところである」とじつに優しく思いやり深く青木を見守っている。ただし、青木の「人格的な高潔さ」も「敬虔な信仰」もなんら実証されてはいない。

この本は、ハンセン病をめぐる悪逆な国策のもとにあって、「良心」なるものにしたがって生きたキリスト者を顕彰するという観点から作られていたと読める。そこでの話の筋は、青木は「主観的には、良心」にしたがって沖縄で伝道をおこない、療養所の基礎を造ったのだが、しかしそれは国策に呑み込まれてゆく隔離施設となってしまった、というにすぎなかった。

ところで、杉山博昭の著書巻末にある「文献」一覧には、末吉の単著があがっているも、さきにみた末吉の紀要稿は、どういうわけか、そこにはなかった。

ほかには、『選ばれた島』の書名を稿の題目にそのままつけた「「選ばれた島」―沖縄ライ園への／からの視線」上・下（『敍説』第一五号、一九九七年八月、同第一七号、一九九八年八月、著者森下辰衛）があるも、その書をどう読むかのくふうを考えることなく、自分の唱えるところの踏み台ていどにしか扱っていなかった。

療養者としては稀有な、移動という体験をしたこと、また、その当人と周囲の療養者によってその体験の一端が著作として残されたことによって、『選ばれた島』はとてもめずらしい記録として読まれ、その内容に感嘆するものは、同書の記載事項をそのままに転写して喝采しているようにみえてしまう。

著書の読み方

成りたち

ハンセン病療養者が執筆したという『選ばれた島』はどのように読めばよいのか。ここでは初版にたちかえって、課題を考察するとしよう（以下、本書、とは初版を指す）。

まずなにより確認しておくべきことがらは、本書のどこにも「自伝」の文字が記されていないということである。青木自身による「あとがき」（署名は「恵哉」）に明示されているとおり、本書は青木以外のひとの手が入ったことによって一書と成り得たので、たとえ奥付に「著者　青木恵哉」と記してあってもこれを青木単独の著述とみることはできず、厳密にいえば、本書を青木の自伝と読むことは適切ではない。

二〇一五年の現在、沖縄愛楽園の自治会で本書の原稿が保管され、おそらくその複写が国立ハンセン病資料館で展示公開されているのだから、本書と原稿なりその写しなりとの照合作業を経て初めて、上梓される一書へと本書がまとまってゆくようすが明らかになるわけだが、現時点ではひとまず、活版印刷されて刊行となった本書の読み方を検討するとしよう。

本書「あとがき」は、原稿を「整備」するにあたって青木以外のひとの手が関与したと示したのだから、本書本文は複数人の手によって成ったこととなる。本書の書誌を厳格にいえばやはり自伝とはならないものの、他方で確かに青木の生育や活動に即して記述が展開している内容ではある。本書はひとりの療養者の信仰史であり、受洗を経た療養者の伝道と救癩の歴史であり、また、それらの使命を自覚したものによる病者と周辺住民についての観察記録でもある。史誌とみるにせよ記録とみるにせよ、本書の記述はすべて、事後に再構成された過去のようすとなる。いいかえると、観察と同時間に作成された記録ではないのである。

信仰

本書をそのようにみるとき、記述の揺れというべきようすがあるとわかる。しかもそれは、信仰をめぐる記述にあらわれている。本書は「救いを求めて」と題された章で、青木の生年月日とおおまかな生地を記して始まる。四国での土俗信仰や仏前での祈りや八十八か所霊場が記され、ついで大島療養所の「一面宗教展覧会の観」がみせられたうえで、しかし、「各宗派とも概してその信仰は低調」ととらえ、その理由を「病気の治癒を宗教に求めて酬いられなかったから」と述べ、さらに「神や仏に求めることが根本的に間違っていたのだ」とまで断定した。これは療養所における信仰の意義をめぐる核心となる。通俗まみれの現世利益観からすれば、信心をつくして病が治ったという事実はないはずなのだから、神仏信心のご利益や効験のほどが問われるだろう。

さきの記述は、青木の受洗まえのページにおかれ、そののちの彼自身をめぐっては、大島の三宅官之治、長田穂波、宮内岩太郎の感化をうけ、エリクソン宣教師による洗礼を経てキリスト教信徒となり、「主の御恵み」に感謝し、「キリスト教に救われて」と記されるほどとなる。だが、青木自身の病状と信仰とが連動するという記述はない。いくつかの危難をまぬかれたときに「神の御守護」を感じ、「国立癩療養所国頭愛楽園」の「誕生」も聖句をもって理解され祝福されているのである。

ハンセン病そのものの治癒や病状の改善という実感を持つものが実際にいると、それが信仰の賜と記されることはあった。本書では、信仰は救癩と結びついて初めてその意義が顕われるというかの記述になっているのである。たとえば、青木が大楓子油と内服薬を提供したことで病者が「すっかり健康体に戻ってしまった」ことなどをとおして、「急に私に頼りはじめた」ものが増えたという。これをきっかけにして青木は、「伝道一点張り」から「病気の相談を受けながら彼等を信仰に導く、それは確かにすばらしい方法」へと転換したというのだった。この点はまた、沖縄ＭＴＬ（Mission to Lepers）をめぐる、「私の要請によって伝道にはタッチせず専ら癩患者の生活救護のみをその目的とすることになった」という記述ともつうじている。伝道が信仰を広めることを後景に退かせ、また治癒や治病というよりも、病者の生活改善を重視したとうけとれる記述なのである。だからこそ青木は療養所建設に邁進しそれを実現させたと本書は評価することとなる。

本書にはまた、ハンナ・リデルからすれば俗世の通俗まみれと否定されるであろう恋愛についても、「もっと高く聖いキリスト愛に徹しようとした私であったが、そう簡単に自分の気持を清算することはできなかった」と率直に明かしてしまう記述もある。『選ばれた島』には、いうならば絶対信仰が充塡していないのである。

率直さこそが青木の真摯な信仰の証しなのだと評価する向きもあるかもしれない。だがわたしはそれを、本書執筆をめぐる複数の手のあらわれと読んでみた。

生活改善

わたしは青木の信仰心を疑っているのではない。その深さや確かさを問おうとはしていない。わたしは本書に籠る規範意識というべきものをとらえようとしている。この議論によって、青木の国策への従属を嘆いたり、そうしたなかでもその良心を顕彰したりする態度や、本書のテキストとしての結構をとらえようとしない扱いと訣別できるとおもう。

本書の記述は、「沖縄」を「日本」に対置し得る特異な場所として描いている。「どん底に身を置く」と題された章では、章題の比喩があらわすとおり、下位に身を投じて伝道と救癩をおこなうには、「どうしても彼等〔「病友達」をいう〕の生活の中に溶け込まねばならぬ」との決意が記されている。そのために青木は、「彼等の友人としてふさわしいように粗末な霜降の古洋服に着替えた」。「身装を粗末にして病友の生活の場へ入った青木は、「男達の蓬髪を刈り、顔を剃ってやった」り、「率先して掃除にとりかか」ったりした。「不潔でみすぼらしい病友達」を「きれい」にし「清潔」にしたのだった。それは当人たちの「大よろこび」するところであり、その妻たちもまた「幸福」そうだったという。

青木は、沖縄のハンセン病者たちが暮らすその領域に生活改善を持ち込んだのである。「禁酒禁煙を提唱」したこともそのひとつであり、それはまた、「相互扶助の必要を説いて共同炊事にし、便所も一つを共同で使用するように」勧めることともなり、これもまた「お互いの親睦と信頼が深まり、孤独感から救われて彼等の気持は大変明るくな」り、「これはまた一人々々が神の子であり、従って兄弟であるという実感を深めるにも大いに役に立った」とその効果が顧みられている。

青木の生活改善という仕法は日本から沖縄に向けられた文明化でもあった。それが当事者たちにも快くうけいれられたばあいがあると本書は記している。もちろんすべてがうまくいったわけではない。重要な点は、伝道をめぐって青木が、「福音を説くだけでなしに聖書の教義を実践して、接する人をして自然にその心を動かしめるということが最も大事だ」（傍点引用者）との自覚を持っていたことである。

規範

青木はまた、「癩者の子」ゆえに「無籍者」となったままの青年の戸籍を作ろうと奔走するもうまくゆかずにいたとき、徴兵検査の場を活用して、なかなか手続きを進めない村長や戸籍係に向けて、検査官の「君たちは陛下の赤子を侮辱する気かっ」との「一喝」を引きだしたのだった。「国家の非常時は一人でも多くの青年を要求している」から無籍者に戸籍を、というわけだ。また、「侮蔑の言葉を浴びせて、はやしたてる」など「学童の目にあまる行為に学校へ抗議を申しこ」むにあたって、教科書の記載などを根拠にして「子供たちは学校で教わることと正反対のことをしています。それでよいでしょうか」と校長につめ寄ったのだった。徴兵、学校、教育といった近代に登場した制度とその理念を活用して青木が病者の不遇や被差別を革（あらた）めさせようとしたというのである。

おおまかにいえば、近代の規範に対して青木が従順だったと本書はあらわしていることとなる。もとよりそれは、ただ素直に唯々諾々と、ではなく、逆手にとって、と評価され得る様相もまた記録されている。その事例をあげると、いわゆる貞明皇太后の御歌をめぐってで、保養院設置をめぐる反対騒動の渦中にあって、病者たちが立て籠もる小屋の壁の外側に御歌を貼らせたのだった。青木の狙いは的中して、押し寄せた村民たちは「御歌に威圧されて」「立ちすくく」むなど勢いが削がれたと、御歌の活用法とその効能が記録されたのである。

馴致

わたしは、青木の生活改善を文化破壊行為だったと非難する気はない。青木もだんだんと現地のようすに慣れてゆくところをみずから記録しているのである。それは食をめぐる記述で――「しかし暖かい地方に住みなれると生理的に自然あぶら気を要求するのか私なども最初の内こそあぶら気の多いものは嫌いだったがいつの間にか好きになってしまった。最初渡久地(とぐち)へ着いた晩、あの源次郎さんの小屋で豚脂を入れた汁を出された時は全然喉を通らなかったが、やがてあぶらのしみ通った汁の実の菜っ葉の何ともいえぬとろりとした味が好きになり、豚の厚い脂肉まで賞味するようになった」という。日々の生活に欠かせない食をめぐる習俗に、当初の違和をこえてやがて馴染んでいったというのである。

この記述は、いわゆる、郷に入っては（入らば）郷にしたがえ、という言が命令形であらわされるようすが、実際には、郷に入っては郷にしたがう、という慣れの面があることをあらわしている。青木という沖縄の地にとっての渡来者が、なにを変えたのか、なにを活かしたのかは、『選ばれた島』だけに拠らずに、いろいろなところからていねいに観察する必要がある。

沿革

本書「あとがき」によると、執筆のきっかけは沖縄愛楽園職員の上原信雄からの「沖縄救癩史の治革(ママ)

について ぜひ書き遺して置くように」との勧めにあったという。確かに本書には、沖縄救癩の変遷や歴史が記されているが、それを救癩史年表のようにうけとって、一つひとつの事項をかつてのそのままのようすと理解して沖縄救癩史の記述に転載するには、本書は弱いテキストのようにわたしは感じる。本書を史料として用いるとき実証のどあいを補強するために、たとえば青木の書簡を参照する手立ても有効かもしれない。

わたしは本書を、沖縄救癩の変遷や歴史を史書としてまとめようとするとき、そこにあらわれる沿革を推進する力を読むテキストとおいてみた。

近代という時代に登場した衛生という仕組みのひとつの派生として隔離があったと考えるとき、その対象者となった青木の生はしかし、そうした隔離の処方のもとでかなり自由な軌跡を描いたとみえる。彼は四国、大島、熊本、沖縄、そして沖縄各地を歩き回る体力と資力と才覚を有していた。移動する療養者という稀有な生をわがものとした青木ではあったが、彼はまた、近代という時代の秩序に沿って生きたその痕跡を著書として遺したのだった。

療養者の遺したもの

手紙

ここで、青木の書簡を収載した資料集を一瞥しておこう。二〇〇六年に沖縄県ハンセン病証言集編集総務局が編集し、沖縄愛楽園自治会と宮古南静園入園者自治会が発行した『沖縄県ハンセン病証言集資料編』には、第三章「隔離政策の記録」第三節「愛楽園設置運動」の第一の項が「青木恵哉書翰」と題され、そこに一四通の書簡（本文でなく欄外にもう二通ある。一六通の書簡はいずれも「長島愛生園愛生誌編集部所蔵の文書ファイル「宮川量資料『来翰集』青木恵哉、石川義一、家坂幸三郎」所収の書翰である」という）や、青木が逐次刊行物に寄稿した文章がおさめられている。

後者のひとつに、「愛楽園発祥の地の海岸の洞穴で青木恵哉が創刊したガリ版刷りの個人誌」という『光流（ゴスペル附録）』創刊号（一九五一年）への寄稿がある。創刊号に寄せた「挨拶」と題した稿で青木は、「癩がプロミンの出現と共に不治より治癒へと医学の進歩」があったこと、「科学的療法に耐ゆる丈けの食餌即ちカロリーを増補して戴」いたことをふまえて、「私達は療養の態度を新にしないといけない」との決意をみせ、療養所に生きる自己をつぎのように理解している――「私達は自粛自戒、限られた十万坪の地を天恵の地とし、親と子が、夫と妻が、愛の絆を断つて療養し一日も早く郷土が癩より潔められ、名実共に文化の香りたかき郷土たらしめたいものと祈りつつ、斗病の悩みを一種の誇りとさへ感じて療養してをります」。

この創刊号にはもうひとつ、「疑問に答へて 苦難への解答」と題された稿を青木は寄せている。「神が愛であるなら、こんなに悲しみのある筈がない。俺が癩になるなんて、第一これが神のない証拠だ」と嘆く療養者に対して青木は信仰を説く——「私だつて癩になつたとき、そして不治だと知つたとき、〔中略〕どの宗教だつて、私の苦難を解決してはくれなかつた」と、自己の体験と意思をふまえて「無神論」にも「決して無理はない」との理解をみせる。

それが「療養所に収容されて信者の生活を見たので、私の心に微かながら、キリスト教に対する悶心」が生じて、ついに「キリスト教信者となつた」との信心を述べる。「癩が治つたのではないがそれからは自分の不幸を悲しまなくなつた」ともこころのうちを明かし、信仰と治癒とをつなげずに、病の「苦難」を「尊い愛の鞭であり、恩寵の刺だつたのだ」とうけとめたというのである。こうした救済観は、さきに創刊号の「挨拶」にみた、「斗病の悩みを一種の誇りとさへ感じ」るとの療養観と連結している。わたしが『選ばれた島』に読んだ絶対信仰の薄さは、複数の手になる著述ゆえではなく、青木の伝道に常套の説述なのかもしれない。

手紙は、おもにその名宛人のことを念頭において、あるいは宛て名に記した人物のことだけをおもって書かれる。その相手ただひとりに伝わればよいという特殊な通信である。そうした伝達の機会に青木は、「クンブ」「クンブウイミショーランナー」「ワッターヤ」「ヤーリジョ」などと綴っている。土地のひとへの手紙だから、これでも用を果たしているし、また、彼はそうした「琉球語」まじりの手紙を書けるまでに土地に馴染んだのだった。この手紙を書いたとき、青木はすでに沖縄で五年の歳月を過ごしていた。その翌年に長島愛生園に勤務する職員宮川量からの「当地に於ける此病気の名称を知らせよ」との依頼に、「クンチャー」「クニムチュ」「ギンチャヤー」「チーヤンデビョーキ」「ンチャジャー」など答えることもできたのだった。

さきにわたしは、沖縄での青木の活動について、生活改善であるが文化破壊ではないと、一見すると相反するとうけとられかねない記述をし、また、青木の現地での慣れについても指摘した。この「琉球語」のあるていどの修得も、同様の事例である。

大島

近年の青木をめぐる調査として、最後にわたし自身の稿をあげておこう。二〇一三年一月にわたしが受信した電子メールを発端として、わたしたちの『選ばれた島』リプリント版制作が始まった。同書にまとまる青木の自筆原稿を手稿史料として刊行する企画が立てられ、それを協議するなかで『選ばれた島』のふたつの版をリプリントする計画が持ちあがり、その著者という青木恵哉の受洗の場が、わたしたちが調査と研究のフィールドとする大島だったので、大島に残る逐次刊行物に青木が寄稿した文章をとりあげることをまずわたしの仕事とした。

それが二〇一三年六月に発表した、阿部安成「青木恵哉の信仰―移動する療養者」（滋賀大学経済学部ワーキング・ペーパー・シリーズ第一九三号）となった。そこには、大島での青木の信仰の場となった霊交会の機関紙『霊交』（紙名「霊交会報」をふくむ）に掲載された一一編の稿の全文を転載した。当時の青木の筆名は江本安一（安市）で、一編だけ江本叫石となっている。

霊交会の機関紙『霊交』について、『選ばれた島』には、「自分たちの活動を外部にも報らせたいと思って、長田さんに機関紙発行の相談をもちかけたら、彼は即座に賛成して乗り気になった」こと、長田が「原稿を書き私が発行の補佐をする、という手筈になった」こと、印刷代を捻出できないがために、「長田さんの書いた原稿を私は最初の計画通りペンで丁寧に清書した」こと、「月に一回、一回十部発行の予定だった」ことが記されている。

その『霊交』の「創立紀念号」（第三巻第五号、一九二二年一一月一日）に青木は、江本安一の筆名で「紀念の辞」を寄せている。そこでは、「過ぐる五週年紀念の折より受けし御恵みの一節づつを拙なき筆に書きつらね、毎年一二（ママ）回づつ肉筆を以て、或は腹写紙を以て雑誌霊交なるものを拵へ」たと創刊当時が回顧されている。その翌年に青木は大島を離れる。

『霊交』第四巻第五号（一九二三年五月一日）の紙面末尾にみえる「近況」欄には、四月「十七日に江本兄が自宅へ帰られたので淋しく思ひます、亦江本兄後へ石本兄が小学校の先生になりました」と記されていた。この欄の署名「スイハ」は、長田穂波の筆名である。江本＝青木への惜別と、彼が担った職のあとを石本俊市が継いだという。

この小学校とは、後年の記録（『大島療養所案内』大島療養所、一九三七年）に「患者の学齢児童及び教育のないものは所内に小学校を設置して教育をして居ります」と記されたそれのことだろう。この「療養所患者の教育」は、「小学部」と「大人部」とに分かれ、前者には「小学校学齢児童の部」と「高等小学校の部」があり、「小学校教育程度に則り、患者中温厚にして中等教育を受け教師としての素養あるもの二名を選抜し教務の任に当らしめ」ていた（『大島療養所二十五年史』大島療養所、一九三五年）。青木がうけもった役がこの教師とみてよい。「大島療養所配置図／昭和九年十二月末現在」（同前収載）で、現在の北風呂のすぐ南の辺りに「学校」とみえるそれが校舎の場所で、このときの「患者学校」は一九一九年度竣工の建物となる。これがときに「大島学園」と呼ばれたのだろう。

さきのわたしの稿でも紹介したとおり、大島の霊交会が創立五〇周年を記念して発行した『霊交会創立五十周年記念誌』（前掲）に、青木は沖縄から「恩寵の回顧」と題した稿を寄せた。青木はそこに、大島の療養所に入った年を一九一四年とうけとれる記述を残している。青木の著書という『選ばれた島』（一九五八年版）には、「高松警察署に出頭して入所手続きをとり、高松浄願寺の仮収容所に入れられたのは、大正四年（一九一五年）十二月」、「高松浄願寺の仮収容所にいること四十日ばかり、すなわち大正五年（一九一六年）一月下旬のある日の午後、私を乗せた小舟は小蒸気船大島丸に曳かれて青松園の西海岸に着いた」との記述がある。同書一九七二年版収載の「『選ばれた島』関係年表」でも「著者関係」の項で「大島療養所仮収容所に収容」が一九一五年のこと、「大島療養所に入園」が一九一六年のこととして記載されている。

また、わたしの稿では、霊交会に残る会創立一年後の一九一五年からつけられた日録（仮に『霊交会手帳日記』と呼ぶ）に記された青木のようすも紹介した。

沖縄

国頭愛楽園では、開園の一九三八年に『済井出』と名づけられた逐次刊行物が創刊された。初期の号に記載された編輯兼発行人は国頭愛楽園慰安会代表者塩沼英之助とあり、これは園長が刊行の責任を負っていた、園が管掌した活版印刷物である。

その第二巻第一号（一九三九年一月）から第二巻第八・九合併号（同年九月）まで連続する全六回の青木による寄稿があり、それらには、「自家の伝説を辿りて」「幼少の頃」「㈠幼少の頃（自叙伝ノ三）」「発病と其前後㈡」「自叙伝（其の五）」「自叙伝（其の六）新生の地大島」の題がそれぞれにつけられてあった。

青木が連載しつつあった「自叙伝」は、執筆当初から全体の構想がまとまってはいなかったようすが、それぞれの回につけられたちぐはぐな題目にあらわれている。しかも、大島についての記述でそれが途絶えてしまった。紙幅も少なく断片の記述ではあるが、青木は『選ばれた島』の原型ともなる文章を沖縄に遺していたのだった。

連載第六回の稿から大島についての記述をみよう。まずは「島や舟　霞みて　瀬戸の眺め哉／大島は瀬戸内海の一孤島で、南には海を隔てて源平の古戦場八栗、屋島を望み、兜島、鎧島、矢竹島など指呼の間に点在して、眺望絶佳」と始まる文章で、「こうした名勝の地ではあるが、私は寒い一月の下旬に入所したので、病気の身には、屠所に曳かるる羊のやうに不安と恐れに戦くのみで、美しい何ものも見えなかつた」と回顧していた。『選ばれた島』を参照すると、この一月とは一九一六年のこととなる。この辺りには、『選ばれた島』の記述に似た箇所がいくつかある。

「大島には義務教育を終へて居ない少年少女たちを教育する為めに小学校を設けてある。／私は入所した翌年から其学校の教師をして純真な子供たちの友となり、私も偕に学びつつあつた」と、さきに長田穂波によって惜しまれたその職について青木みずからも記していた。

この自叙伝は、「大正十二年の春〔中略〕帰省の途についたのであつた」と終わる。

記念写真

二〇一四年三月二四日にわたしと宮本結佳は、霊交会教会堂内で、そこに残る古い写真の枚数を一八九と確認した。これらの写真については前年に霊交会代表からその所在を教えられていた。教会堂内の和室に、クッキーの缶に入った写真がみつかった、いつそれらがそこにおかれたのかはわからない、とのことだった。

そのなかに青木にかかわる写真が一一葉あった。一葉をのぞいて、写真裏面にキャプションが記されてある。それを原文のとおり転載する（番号は仮につけた）。

①「青木先生が住んでおられた日耀会館の玄関の前で写した上間です」
②「青木先生一周忌／1970・3・6」
③「青木先生一周忌／1970・3・6」

④「壕は海のすぐそばにあるため波のしぶきがかかるので先生は捨ててあったセメントのかたまりを拾って来てそれを砕きこのような囲いを作られました。」
⑤「これは青木先生が聖書研究や祈りをなさった壕です.」
⑥「青木先生一周忌／1970・3・6」
⑦「青木先生一周忌／1970・3・6」
⑧「青木先生一周忌／1970・3・6」
⑨「納骨堂の裏にある壕への道です.」
⑩「壕の全景です.」
⑪キャプションなし
②〜⑩のキャプションは同筆で、それと①の筆跡は異なる。①に写る人物が「上間」だろうか。いま彼がどういう人物かはわからない。撮影時期も不明。②〜⑩は一九七〇年三月六日におこなわれた青木の一周忌のようすと、それに出席するためにおそらく訪沖した大島青松園在園者がそのときに撮った「青木師壕」の写真だろう。

⑪には、弁天島と大島の北の山を背に、大島西海岸に立つ四人が写る。写真の構図でまんなかにいるネクタイ姿の人物が青木、その向かって右が霊交会信徒でその代表も大島の自治会の総代もつとめた石本俊市である。このふたりの歳の差はちょうど一〇だった。青木のすぐ右に立ち、その腕をとり横目で青木をみている女性も霊交会信徒、その右に少し離れて立つ男性も信徒でふたりは夫婦だという。

「移動する療養者」にふさわしく、「らい予防法」が現行法として機能していた時代に青木は、沖縄から大島に渡航したことがあった。しかもそれは、「三八年」ともう一回の二度で、ひとりのときと五人のときがあったという（二〇一四年三月二四日の大島青松園在住者からの聞きとりによる）。撮影の時期は特定できないが、晩年といってよいと感じる青木の姿が大島に写真で残っていた。青木と石本の立ち姿は超然としたひととなりをあらわすようで、青木の腕をとる女性の視線がその場の雰囲気を和らげているようにみえる。

大島で撮られた青木の写真がもう一葉ある。さきにみた『祈りの家教会聖堂三〇周年記念誌』の「祈りの家教会前史」のページにある「執事青木恵哉」の項には、「青木師をキリスト教に導いた三宅官之治氏の顕彰碑前で撮る（大島青松園）」とのキャプションがついた写真が載っている。大島の霊交会教会堂まえにある三宅の碑のまえに七人の男女がならぶ。その中央に立つひとが青木、ひとりおいて左に石本俊市、左端には医師高橋竹代がいる。撮影時期の情報はない。さきの一葉にくらべ、青木がふくよかにみえる。

この高橋は、霊交会信徒とのつながりが深く、二〇一四年時点でもさまざまに利用されている霊交会の施設である霊交荘は、彼女の拠金などによって建てられた。霊交会教会堂の抽斗には、怪我した彼女に宛てられた、三宅官之治、長田穂波、石本俊市の見舞状などがまとめて保管されている。

名簿記載

霊交会教会堂の礼拝堂には、表紙に「教会員名簿（原簿）」などと記された三綴の名簿がある。そのなかに、青木なり江本なりの姓はみえなかった。除名や退所のばあいもその旨が名簿に記された例があるので、青木の台紙そのものがないとは不思議な気がする。

もうひとつ、「昇天者名簿／霊交会」と表紙に記載のある名簿があり、そこには、「青木恵哉兄」の名があった。「入園」「入会」「受洗」「教師」「葬式」の項は空白のままで、「原籍」が「徳島県」、「出生」が「明治二十六年四月八日」、「召天」のところには、「昭和四四年三月六日十二時五十五分」とあり、その筆跡とはべつのペンで「沖縄愛楽園にて」と追記されてある。ここでも空白の項の多さが、名簿にとって青木がどこかよそよそしい信徒だと感じさせている。

VI

几帳面なひと

――石本俊市

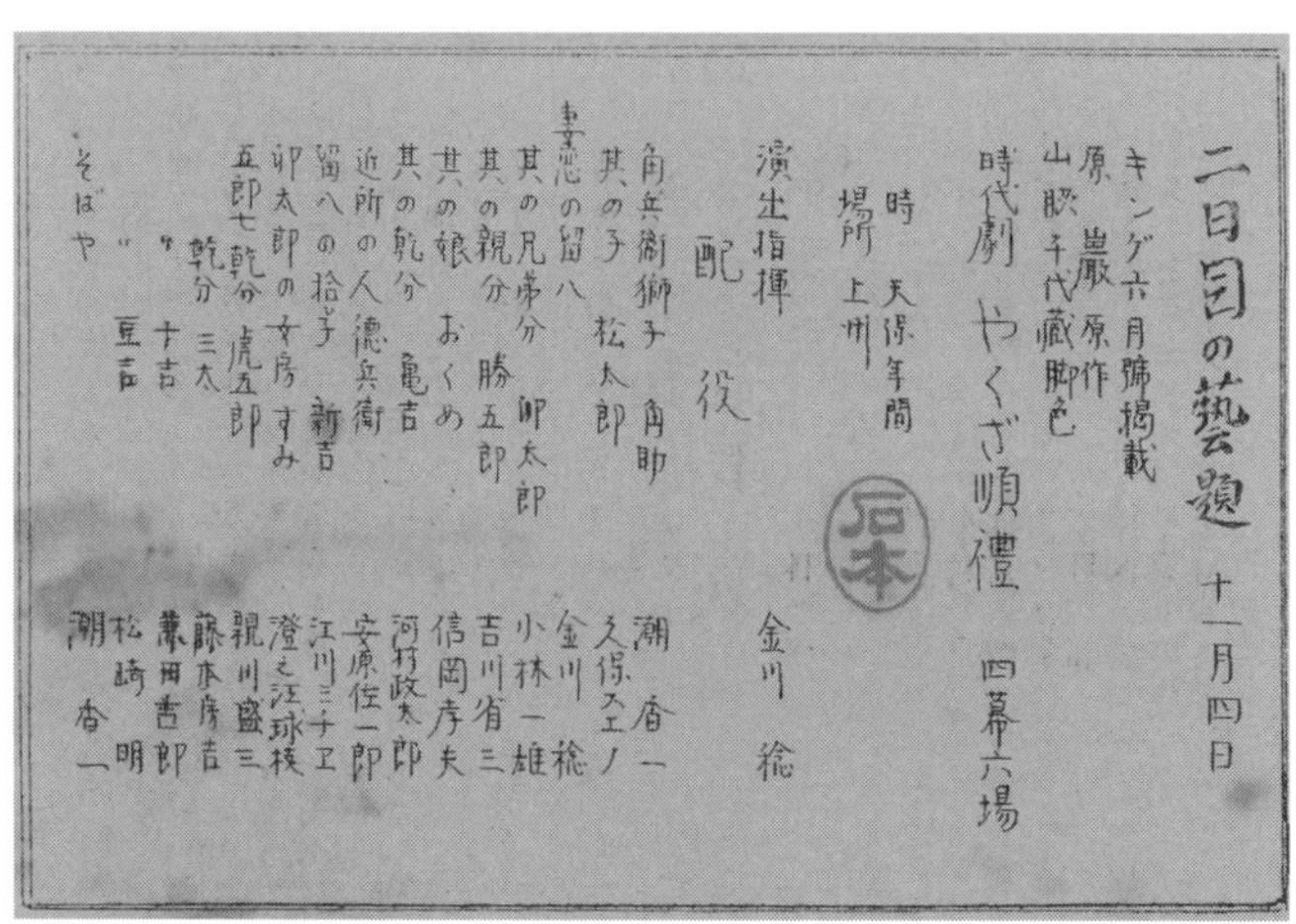
二日目の藝題　十一月四日
キング六月號掲載
原　巖　原作
山脇千代藏脚色
時代劇　やくざ唄禮　四幕六場
時　天保年間
場所　上州
演出指揮　金川　稔
配　役
角兵衛獅子　角助　潮　香一
其の子　松太郎　久保空ノ
[illegible]の留八　金川稔
其の兄弟分　卯太郎　小林一雄
其の親分　勝五郎　吉川省三
其の娘　おくめ　信岡彦夫
其の乾分　亀吉　河村政太郎
近所の人　徳兵衛　安原佐一郎
留八の拾子　新吉　江川三十エ
卯太郎の女房　すみ　澄之江球枝
五郎七乾分　虎五郎　親川盛三
〃　乾分　三太　藤本彦吉
〃　十吉　兼田吉郎
〃　豆吉　松崎　明
そばや　潮　香一

「石本」の三文判（『九年秋季／演芸／共楽団』1934年、霊交会所蔵）

伝　承

忘れられた造物（もの）

二〇〇八年二月からおよそ一年をかけて、キリスト教霊交会教会堂図書室の蔵書目録を作った。蔵書のすべてを一冊ずつ手にとって、その奥付に記載された書誌情報を採録してゆく作業を進めるなかで、思いもかけない過去の造物が書棚にあるとわかった。こうしたときしばしば、研究者や調査者は「発見」などと唱え雀躍することがある。しばらくのあいだゆくえ知れずとなっていただけで、それらの造物は、かつて、だれかが確かにそこに仕舞い、だれかひとりはそれを知っていたのだから、「発見」などと大仰にいいたててしまうと、なにか事態を見誤ってしまう気がする。忘れられてゆくということは、どこででも、だれにでもあることなのだから。

ハンセン病をめぐっては、一九九六年に「らい予防法」が廃止され、二〇〇一年には「らい予防法」違憲国家賠償請求訴訟が原告勝訴（被告国上告断念）となり、ハンセン病問題に関する検証会議が最終報告書を二〇〇五年に刊行するという大きな転換があり、このおよそ一〇年のあいだに、療養所の調査もさまざまな団体や個人によって進められてきた。ただ、大島青松園でもおこなわれたそうした調査をとおして、霊交会教会堂で過去の記録や文献が探索されたようすはなかった。こうした手をつけないという手抜かりは、仕舞い込んだ当事者がそれを忘れたということとは違い、調査者としての練度の低さがあらわれているとみえる。

大島青松園の自治会がその創立五〇周年を記念して編集発行した『閉ざされた島の昭和史―大島青松園入園者自治会五十年史』（一九八一年）に、大島の自治組織がかつて発行していた機関紙について、その創刊を年表に記してはいたものの、本文では機関紙からの引用も参照もなかった。『ハンセン病問題に関する検証会議最終報告書』（二〇〇五年）は、大島の療養所を考えるうえで重要なはずのその機関紙について、まったくふれもしていなかった。

三文判

その機関紙が霊交会図書室の書棚の奥にあったのだ。その紙名は「報知大島」という。蔵書目録を作るさなかの二〇〇九年四月に、『報知大島』がでてきた。さきにふれた『閉ざされた島の昭和史』の巻末に掲載された「年表 自治会・青松園関係」には、一九三一年三月の項に、「15 自治会ニュース『報知大島』第一号発行」と記されている。巻頭の口絵写真のページには、「入園者自治会日誌（昭和6年以降）」や「藻汐草（施設側管掌の療園誌）」や「青松（自治会編集・発行の月刊誌）」それぞれの表紙写真がみえるのに、『報知大島』の写真はいっさいなく、本文でも引用も参照もされたようすがないのである。おそらく五〇年史を刊行したころには、その所在がわからなくなっていたのだろう。

さきの年表には、一九三一年三月八日の項に、「患者自治会結成、発足」と明記してある。ここにある自治会結成のときからおよそ一年後に、その機関紙が創刊されたこととなる。自治会の五〇年史を編むときに重要で、欠かすことのできない材料となるはずの、みずからの会が結成されたそのあとに創刊された機関紙が見当らないままに五〇年史が刊行されたようすがうかがえるのである。当事者の忘失は詮無いことでもある。『閉ざされた島の昭和史』を読んだうえで島を訪ね調査したはずの部外者たちが、「自治会ニュース」をみつけるにいたらなかったことのほうが、わたしには不思議に感じる。

霊交会図書室の書棚にあった『報知大島』は、四つの綴に綴じられてあった。表紙のない綴ひとつをのぞいたそれぞれの表紙には手書きで、「第一号＝第廿四号／報知大島 附共楽団々報／編輯人 林健作」「第二十五号＝第四十五号／報知大島 附共楽団々報／編輯人 長田穂波」「第四十六号＝第七十二号／報知大島／附共楽団々報」と記されてあった。四つの綴には一九三二年発行とおもわれる創刊号から、一九三六年発行の第一〇六号まで、ひとつの欠号があるものの連続した機関紙が綴じられていた。そのすべてに、「石本」の印影のいわゆる三文判が押してあった。

登場の追加

歴史研究者が「史料」と呼ぶ過去の造物は、それを作ったり伝えてきたりしたひとたちからも忘れられてしまうことがある。それをまさに篋底から引きだすことは、療養所外からそこを訪う調査者の仕事なのだとおもう。ただしそれは「発見」などと誇るような事態なのではなく、うまいぐあいに造物の「登場」をうながしたというほどのことなのだろう。

そうした登場の機会がもう一回あった。霊交会図書室にあった『報知大島』のリプリント版を作る作業のために二〇一一年八月に大島へ渡り、自治会へ挨拶にいった。自治会会長に『報知大島』について伝えると、以前に自治会の倉庫でガリ版刷りのそれをみたことがあると語った。自治会事務所をあとにしてしばらくすると園内放送で呼びだされ、自治会事務所にもどると『報知大島』がでてきたと告げられた。驚きの登場だった。記憶とは自分でもうまく操作できないこころの動きなのだろう。会話をおこなう場所のぐあいや、団欒のなかの単語やいいまわしによって、記憶がふいに蘇ることがある。

このとき登場した綴は一一点だった。このうち『報知大島』は四綴。第一号から第四五号までは霊交会図書室分と同じく編輯担当者ごとに合綴され、それ以降、第一八四号までがいくつかの欠号をふくみながら綴じられていた。最後の号の発行年を一九四一年と推定した。さきにみた自治会五〇年史収載の年表にも記載されていない『報知大島』の終刊は、おそらく一九四一年のこととおもわれる。

霊交会分と自治会分とをあわせると、刊行された『報知大島』のかなりの部分が保存されていたこととなる。両者には明瞭な違いがあり、くりかえすと霊交会分の『報知大島』にはすべて「石本」の押印があり、自治会分にはそれがなく、かわって、印影「常務委員会印」「常務員会之印」「総代之印」「副総代印」の角印が押してある。おそらく、前者が石本個人の保存分で、後者が石本によってまとめられた自治組織としての保存分なのだろう。両者の綴は、そこに綴じられた『報知大島』以外の逐次刊行物にも違いがあり、霊交会図書室にあった石本個人保存分には『共楽団報』『演芸団報』があり、自治会倉庫にあった会保存分には『聯合奉仕団報』があった。二か所で保存されていた『報知大島』は、どちらも石本による整理ゆえに残ったもので、ただしそれぞれの保存目的に公私のべつがあったようである。

原稿の保管

『報知大島』の保存については、石本自身が記していた。その第一〇〇号（一九三六年一月一日）刊行を記念した「祝百号」と題した寄稿において、「私は創刊号より〔中略〕全部保存してゐる、而（しか）して今日も取出して拝読して、転々（ますます）感慨深いものがあつた」と懐かしんでいた。

石本のお蔭で残った過去の造物は多い。ほとんどの療養所には図書室があり、そこでみかけることの多い、印象深い表紙の一冊に、『癩院創世』（一九四九年）がある。これは、大島の療養所に生きた土谷勉の著書となっている。ただし、著者みずからが筆を執った「あとがき」によると、これは同じ大島に暮らした療養者の長田穂波が、ともに霊交会を創った三宅官之治の伝記を刊行しようと執筆した原稿が未刊のままとなっていたことを石本から聞いた土谷が、その原稿に加筆するなどしてまとめた本だった（本書Ⅲ参照）。

三宅も穂波も逝ったあとで、穂波の未刊原稿は霊交会代表職に就いていた石本に預けられ、また石本はそうした大切なものを預ける相手としてもっとも適した人物だったのだ。

この『癩院創世』が霊交会創立八〇周年を記念して一九九四年に「再版」された。当時の霊交会代表曽我野一美は、その本文を校訂するにあたって石本への確かな信頼をあらわしていた。信徒たちにとってなにより重要といえる、会の創立年についての記述を確かめるために、べつな本に石本が書いた記述を参照して、「石本さんという折目正しい几帳面な人が、確信を持って書かれた文言である」と曽我野は明記したのだった。一九二七年生まれの曽我野にとって、親ほども歳の離れた石本は、敬意を込めて仰ぎみる大先達だったことだろう。畏敬の思いにくわえて、石本のきちんとしたひととなりが、石本への深い信頼となって曽我野に根づいたのだとおもう。いまも在園者との懇談で石本のことが話題にのぼると、いくにんものひとから「几帳面」の言葉を聞くこととなる。

敬　慕

追悼号

大島青松園の自治会が編集発行する逐次刊行物の『青松』では、逝去者の追悼号を組むことがある。一九八〇年二月発行の通巻第三五六号は、「故石本俊市兄追悼特集号」として発行された。そこには石本の遺稿、追悼文、そして略歴が掲載されている。

石本は一九〇三年三月一〇日に島根県で生まれた。一九一九年七月一一日に隔離施設のある大島へきた。翌一九二〇年一〇月二七日に受洗、一九四七年三月一〇日に結婚。そして、一九七九年一〇月二六日午前七時五〇分に「昇天」。七六年あまりの生涯のうち、六〇年三か月を大島に生きた。

略歴にはまた「協和会（自治会）役職就任経歴」の一覧も載る。協和会とは、大島で結成された自治会の別称である。石本は、一九二八年八月から翌年四月までの「総代」就任に始まって、副総代、実行委員長、執行委員長、常務委員長、評議員、顧問を、一九六一年までの長期にわたって担ってきた。総代も長がつく職も、どれも自治組織の代表であり、会員を監督する責任を持ち、療養者を統轄し牽引する役を担う。それをつとめ得る療養者として石本は大島に生きたのだった。

この略歴には記されていない石本が担った役をひとつあげると、彼は霊交会の、三宅官之治のつぎとなる、二代めの代表にも就いていた。信仰に篤く、また自治を継ぐことを使命とする職に従事した療養者として石本はいまも、大島の人びとに忘れられずにいる。

完全主義者

石本の追悼号となった『青松』には、六名からの「追悼文」が寄せられている。島外から稿を寄せた五名は、牧師三名、日本キリスト教救らい協会理事一名、そして肩書のないひとりは社会復帰した土谷勉である。島内で寄稿した在園者のひとりは、霊交会代表の曽我野一美だった。「石本俊市兄の在りし日を偲んで」と題された曽我野の稿をみよう。

大島にきたとき石本は一六歳だったと、曽我野はその年齢を数えた。「当時、三宅官之治、長田穂波、青木恵哉などの信徒が健在であり、特に、青木恵哉とは同室において五年間にわたって寝食を共にしたということであり、感受性豊かな少年の人間形成に多大の影響を与えられたもののようである」と、石本にはいわば霊交会先達の歴史が堆積していると曽我野はみたのだった。それはまた大島の歴史というべき時間の充填でもある。

曽我野と石本とでは二四歳もの歳の差があった。これでは親子ほどの歳の開きとなる。曽我野が大島にきたときに石本は四〇歳台なかばだった。「すぐに言葉をかけて貰ったという関係ではない。病友の誰彼の話の中に「石本さんがどう言った」とか「石本さんがこうした」という話題がよく出てきた。尊敬と親愛の情の溢れた話しぶりなのである。先ずそのことで石本兄の存在を知った」と石本への思いをたどり始めると、それは「会衆を一点に凝結してゆく論法の冴えは感嘆するばかりであった。〔中略〕いったん事があれば、はげしい気魄で押しまくることのできるアジテーターの素質を身につけた人物であった」という闘士であり統率者である石本像の提示にまでおよぶ。また、その「人間性は清廉潔白を画に描いたような単純素朴で、そして、後年の接触をとおした経験から言えば、折り目、けじめのつかないことの大嫌いな気の短かい人物」でもあり、さらには石本といえば「先ずはじめにとり上げなければならないのは、誠実な人柄と几帳面な性格のことであろう」と語った。

大島での信仰と自治の双方を先導する役を石本から継いだ曽我野にしてみれば、「神によって生かされ、神に感謝し祈りつづけた信仰者の彼は、現実の生活の中では、ある意味では完全主義者でもあった。ピチンと、きっちりと、すべてに徹底していなければ気のすまない人物でもあった」と仰ぐとき、石本は煌めく眩しい偉人だったことだろう。そうした石本を知る曽我野だからこそ、「彼の経歴と輝かしい足跡があって、晩年の彼は求めずして孤高の生活へと押し上げられてしまった。気の毒に思ったのは筆者ばかりでない筈である」と言葉を継がなければならなかった。

「公平無私の生きざまにおいて、常に大島の中心にいて生き抜いた人物」「彼は大島の「ヘソ」であり、同時に、大島の「良心」であった」と石本を讃えた曽我野も二〇一二年に亡くなった。曽我野もまた、彼が動くと島が動く、といわれた牽引者だった。

共通の思い出

一九二九年に大島にきた土谷勉は、退所する一九五一年まで二二年のあいだ島で石本とともに過ごし、その後も二八年一〇か月にわたって、ほぼ月に一回は石本からの手紙をうけとっていたという。石本よりも六歳若い土谷は、「親しいお友だちというより、師であり大先輩であった」と石本を敬して偲んだ。「石本さんは人望はもとより、その行政能力も統率力も抜群であった。熟慮と決断力に富み、何からにまで私は遠くおよばなかった」とそのひとを懐古し、たんに秀でた人物として故人を語るにとどまらず、石本とのあいだに築きあげた、「無形の、有形にまさる精神上のひそかな財産」があったと打ち明けた。それは、「親交が深いほど二人の間に余人の知らない思い出を持つ。石本さんと私がそうで、ひと口にいえばあのときのあれかと、すぐ分かる共通の思い出がある」、そうしたふたりの追憶なのだという。それがなにか明確にはいわない。とくに秘密ということではなく、ただ「共通の思い出」であって、それは互いに「すぐ分かる」「あのときのあれ」なのである。軽快な語り口のなかに深い悲しみを押し込めた追悼文だった。

追悼号には、「故石本俊市兄協和会会葬」と題されたページに、協和会会長と大島青松園園長の「弔辞」、「故石本俊市兄協和会会葬式次第」も掲載されている。追悼号ゆえに、通常号にもある短歌や俳句のページも、石本の追悼に捧げられた。そこから二首を引こう――「島にては実を結ばざる花隠元の濃きむらさきを咲かせゐたりき」（朝滋夫（あさしげお））、「石本さんがふっくらと煮込みし隠元を朝滋夫宅にて食しぬ甘かりき」（政石蒙（まさいしもう））。

「自治会、霊交会の先覚者であり、なくてはならない功労者」（「あとがき」）を偲んだ追悼号に、「芝居」「歌舞伎」「共楽団」の文字はまったくなかった。それらは忘れられた石本の事蹟となった。

石本の筆

追悼号には、石本の「遺稿」も掲載された。ただしそれは未発表のまま遺された原稿なのではなく、大島青松園の『創立六〇周年記念誌』（国立療養所大島青松園、一九六九年）に掲載された文章の転載だった。表題を「昔の話」という。掲載された史誌にみあうよう、石本は療養所の六〇年と、彼自身が大島にきてちょうど五〇年になるという、それらの月日を回顧した。

石本が想起したいくつかの出来事を確認しよう。「患者自治会の創立が昭和六年三月八日」という。これは、いまのところ自治会唯一の正史となる『閉ざされた島の昭和史』（前掲）記載の自治会公式見解と同じである。自治会事務室に「自治会執行委員室」と記した看板を掲げたところ、「執行」の語が問題視され、ついには「常務委員室」に改めざるを得なかったと過去がたどられる。ついで一九四一年四月一日には、「時局柄「自治会」という名称は外部の人々にも悪い感じを与え誤解されやすいから」との理由で、これまた会名を「協和会」と改称したとのこと。

そして、まえに書いたとおり、石本が大切に保管してきたその賜としていまに残る『報知大島』にふれ、その紙上で「私はまず第一に「水」の問題をとりあげて書いたことを今も覚えております」と記憶をたどった。いま『報知大島』はリプリント版で読むことができる（阿部安成監修、解説『報知大島』リプリント国立療養所大島青松園史料シリーズ1、近現代資料刊行会、二〇一二年）。その第五〇号（一九三四年六月一三日）に石本は「三大問題」と題した稿を寄せ、水、電気、時間をとりあげていた。もっとも、稿の末尾に「時間を守ろうお互に！」と特筆していたのだから、当時の彼にとって時間厳守が最重要課題だったのかもしれない。

石本はまた、「大島青松園六十年の歴史を語るとき、どうしても野島園長のことを除いて語ることはできません」とその顕彰と追慕に多くの紙幅を割いていた。この讃辞は、記念誌という慶賀の場ゆえであろうし、また、大島の療養所の園長と在園者たちとの稀有で特異な関係をあらわしてもいよう。

ニュース発刊

自治組織の機関紙『報知大島』の編集は、それを専門とするものが担い、石本は編集を担当していない。創刊時に常務委員長の職にあった石本は、「今や改革第三期に入り人心漸く弛緩を来たし、自ら惰眠を催し島の空気亦何となく沈静せる時に当り、報知大島の発刊を耳にするは恰も空谷に蛩音を聞くの感が致します」と『荘子』を引用した（空谷の蛩音は、とてもめずらしいの意）賀辞を送るとともに、読者たちの気を引き締めた。さらに言葉を継いで、「希くば、報知大島が自治会各機関の情勢、及島日常百般のニユースを自治会々員に就知せしめ、而して認識不足より起る間違等、絶無ならしむる様、充分の熟慮と忍耐とを以て事に従ひ、倍々自治発展に貢献する処大ならんことを切望致して止みません」と、誕生したこのニュースを掲載する逐次刊行物をつうじて自治と生活の場の情報を共有し、またこのメディアを梃子として自治を発展させようと展望したのだった（「祝発刊」第一号、一九三二年三月）。

第一〇〇号刊行（一九三六年）という大きな節目のとき、紙面には療養所所長や歴代編集担当者の寄稿がみえるなかで石本は、「祝百号」と題した稿を寄せた。「凡そ幹部と会員、治者と被治者との間には応々にして意志の疎通を欠ぎ齟齬乖離を来たし易いは世の諸団体の通弊である事は実に遺憾に存ずる、この間に立つて吾が報知大島が如何に重大なる使命を果しつつあるかは会員周知の事実にして贅言を要しない」と、団体というものにみられる通弊を念頭におきながら、自分たちのニュース紙が果たす意思疎通という役割をあらためて噛み締めていたとみえる。大島に残る『報知大島』は、ハンセン病をめぐる療養所における稀有なメディアだった。

興行

忘れられた趣向

さきにみた「石本」の三文判が押された『報知大島』の綴には、それ以外の逐次刊行物も綴じられていた。そのひとつが、綴の表紙にも紙名が記されていた『共楽団報』である。共楽団とは、大島での芝居や歌舞伎の興行を手がけた療養者の団体である。その団報や芝居のプログラムが、やはり「石本」の印が押されて、『報知大島』といっしょに綴じられていたのである。たとえば、大島で編集発行されていた総合誌の『藻汐草』(一九三二年〜一九四四年)は、文化会館図書室にも霊交会図書室にもある。だが、この『共楽団報』など芝居興行にかかわる刷りものは、いまのところ霊交会図書室にしかない。自治会事務所にある写真アルバムには、キャプションが欠けているものがありはするものの、「昭和拾壱年秋季演芸」「昭和拾弐年春季演芸」「昭和拾参年春季演芸」などのキャプションとともに、古い時代の芝居興行を撮った数葉の写真が貼られている(収載アルバムの番号は4)。

いくつかの療養所での芝居興行が知られている。たとえば、多磨全生園の敷地内で興行される芝居には療養所の外から多いときには三〇〇〇もの人びとが来場し、一九三七年には全生劇場が竣工してそこでまた芝居が演じられた、という。だがおそらく、そうした賑わいをいまに伝える記録はそう多くはない。苦心して作ったり集めたりしたという衣裳も鬘も大島には残っていない。大島青松園在園者のひとりは、穴を掘ってそれらを埋めた、とわたしに教えた（二〇一四年一〇月一〇日）。

大島の療養所で作られた自治組織の機関紙『報知大島』紙上には、芝居興行の案内や報告などがみえ、「日ごろ眠つてゐる島の空気が一遍に新鮮になる、この一事だけでも大に芝居が歓迎されていいと思ふ」（林健作「秋芝居・大づか見」『報知大島』第一七号、一九三二年一一月一五日）と大人が記すだけでなく、「大島ハ芝居ガマルデオ正月ダ、ゴハンヲ食ベテ学校ニ来テミルト、皆ンナハニコニコシテイル」という子どもの感想までもが記録されたときがある（中野秀憲「芝居」同前）。『演芸団報』や『共楽団報』など、大島に残された希少な記録を元にして、島の療養所における芝居興行のようすをたどってみよう。

芝居の記録

大島ではいまのところ、芝居についての刷りものは、『報知大島』といっしょに綴じられた分しかみつかっていない。そこには、『演芸団報』『共楽団報』『演劇ニュース』といった逐次刊行物と『正月興行プログラム』など、おそらく一九三二年から一九三六年にかけての、わずか一五点が残るばかりである。いずれの団報も、演目、口上、舌代、梗概など演しものの情報を伝えている。いまに残るこれら五年分の刷りものはそのかんの芝居興業のようすを記録しているだけでなく、一九三二年の紙面にしばしばみえる「中興」「革進」「改革」の語があらわす現状の見方にかかわって、大島での芝居興業の始まりが顧みられている。

太夫元という役を担っていた藤田穂心が「劇団の過去と将来」(『演芸団報』第二号、一九三二年九月二三日)と題した稿では、「我が劇団創立期日は不明でありますが」としながらも、「大正四、五年頃に、役所から衣裳、鬘等を借り入れて頂いて演つてゐた記録が残つて居ります」と示し、「大正十二年の秋に至つて初めて、舞台の完全をみることが出来たそうです」、「我が劇団旺盛時代は何と云つても大正の末年頃より昭和二、三年頃であつたと人は申します」と演劇と劇団の歴史がたどられていた。

これとはべつに、紙面から芝居興業情報を発信していた『報知大島』も、「わが大島に於ける演芸大会は、遠くその端を明治四十三年に発してゐる、当時の一座は今日見る如き確たる団体組織のものではなく、文字通り芝居好きの――アマチユーアといふか、デイレツタントといふか、左様した人たちが集つてきて、一夜漬のアマチユアリズムを発揮したといふ程度に過ぎなかつた」、「その後、大正三年に至り御大典紀念として久しく生れるべくして生れなかつた演劇の組織化が提唱され、〔中略〕茲に共楽団トループが結成されたのである」(「黎明前後」『報知大島』第一二一号、一九三六年一〇月二一日)と歴史を記している。「トループ」(troop)とは、一座というところか。ちょっと気取った言葉づかいにうれしさが滲んでみえる。

これらによると、大島では療養所開設の翌年には早くも芝居が演じられ、その四年後の一九一四年に共楽団が結成され、一九二〇年代初頭から中葉にかけて隆盛してゆき、そうした過去をたどる現時となる一九三〇年代の初頭からなかばにかけてが、「中興」にして「改革」のときということとなる。

芝居を創る

芝居の興業元となる共楽団の役員は選挙制になっていて、選ばれた太夫元と団長は、前者がおおよそ年に春秋の二度おこなわれる芝居の興業主、後者が全体の責任を負う統括者との役割分担があり、また、団長が自治会娯楽部長を兼任していた時期もあった。

芝居はひとりやふたりの役者では役が埋まらず、また舞台を創りあげるにはそれ相応の数の手が必要となる。芝居の興行はかなりの数の療養者によってようやく成りたつ大きな事業だった。しかもおうおうにして男の社会となっていた療養所において、芝居は女も、そして子どもも参画する事業であり、性や年齢の違いをこえた療養者によって実施される催しものだった。ときに団報に載る「俳優一覧」や「共楽団々員各部署」「共楽団員一覧表」には数十名の男女の名がみえ、「団員六十六名」（『報知大島』第三四号、一九三三年九月一七日）、「現在団員は七十名です」（『演芸団報』号数表記なし、一九三四年五月五日）と報告もされた。

もっとも、記録が残る時期に、女が団長や太夫元になることはなく、女たちの多くは衣裳部や囃方に属していた。

舞台を造るうえで、もっともたいそうな難儀が衣裳の調達だったという。資金不足、借用困難、またどうしても厚化粧をせざるを得ず、そのためにさらに他人の衣裳を借りるに困難がつきまとったため、衣裳や鬘の不足ゆえに「我が劇団に時代物や現代物が演じにくい」というその苦労を団報は伝えている。

そうした不備のために、これまでは「比較的無難の近松物」を舞台にかけてきたとのことだ（前掲藤田穂心「劇団の過去と将来」）。

一九三〇年代初頭の大島には、おおよそ四〇〇名から五〇〇名あまりの療養者がいた。「今療養所収容人員は超満員であります」（「お知らせ」欄、『報知大島』第七八号、一九三五年五月一〇日）といわれるときに、その一割強の在園者によって芝居興行がおこなわれていた。

改革のとき

一九三〇年代初頭の大島療養所で療養者たちは、みずからの力で自治機関を設置してその機関紙を創刊し、他方で療養所も総合誌を創刊するなど、革（あらた）まりのときを切り開いていた。こうした時勢がまた芝居興行にかかわる逐次刊行物を創刊させ、紙面で芝居の改革をうたいあげることとなったのだろう——「明るい島建設建設と叫びつつ、すべてに一歩一歩進みつつある我が大島に唯一つ進まざるは何か、それは言ふ迄もなく共楽団では無からうか」（舞台仕近藤平市「舞台仕として」前掲『演芸団報』第二号）、「我が島にも自治制が施かれてより諸制度が改善せら、明るい島建設へ進みつつある事は同慶の至りでありまず、此時に当り我が共楽団のみ益々衰へ、現在では殆ど行詰りの状態であります」（衣裳仕松山政吉「劇団更生の秋」同前）というぐあいである。

「改革第一期」の覚悟を掲げた一九三二年秋季演劇が一一月の七日と八日にかけられた。このときの舞台は酷評に塗れた（『演芸団報』第四号、発行年月日不詳）。その急先鋒が石本俊市（「時代劇々評」）で、彼自身が「酷評に終つた感がある」と記すほどとなった劇評は、役者の平生の姿勢と資質、舞台の演技指導や監督の演出、稽古のようすといった芝居興行をめぐる全般を厳しく審査した内容となった。

明けて一九三三年一月の新春興行は一転評判がよい。『正月興行プログラム』には「ほんの試演低度のものですが」と謙遜なのか低姿勢の身構えが記されていたところ、「今回の演芸は予想以上の大成功」「相当な出来栄え」との誉め言葉や「ハチ切れる様な意気があふれて、火の出る様な熱をみて」と絶賛といってよい評が『報知大島』第二〇号（一九三三年一月一七日）紙上にみえる。この一月時点での「共楽団一覧表　昭和八年一月」に団長として石本の名が記されている。石本は前年一二月にその役職に就いたばかりだった。石本団長率いる共楽団の興行は、よいぐあいの滑りだしとなった。

芝居を演じる

『共楽団報』一九三三年一〇月二八日発行号（号数表記なし）は冒頭の「挨拶」と題した稿で、演芸の「意義と使命」を説く。芝居興行は「単なる年中行事の一つ」でもなければ、「所内大衆のかけがへのない慰安となつて居るばかりでなく」、「療養所方針の一端として、はたまた私達日頃の念願である癩根絶、並びに祖国浄化の大理想に達する一翼として大いなる役割を果して居る」との自負をみせた。無署名記事は団長にして、団報の編集と発行を担う石本が執筆したのだろう。自信満々の勢いが漲（みなぎ）っている。

芝居興行の意義と使命をめぐる療養者のこの気勢は療養所当局をも動かし、「従来は内部の娯楽に過ぎ」なかった「我らの演劇」が、「広く外客を招待なし、「演劇の夕」を催し、以て療養所の実際に対して社会一般の理解を深め」る機会となったのである（無署名「演劇の使命」『報知大島』第三七号、一九三三年一一月九日）。一一月の一日と二日に開かれた秋季興行は、「例年と趣きを異にし、所よりは各方面の知名士を多数招待されて、芝居の夜の劇場は一寸の余地さへなき程満員の光景で、社会から取り離されていたかの如くなりし病者は、俄かに潤ひを見せ」るほどとの感激が確認された。

このころには、共楽団からの申請が常務委員会で協議され、「自治会内の団となす」ことが合議となった。

招待興行の成功をうけて、『報知大島』第一面のおよそ半分の紙面を占めた「黎明に処する覚悟」と題された稿は、あらためて「演劇の意義と使命」を論じた（第三八号、一九三三年一二月一日。日野新之助執筆）。演劇を興行元の共楽団とその団員だけの催しとするのではなく、それを「全患者」の、また療養所全体の事業として、くわえて、ただの余興や娯楽にとどめずに、「自己生活の反影」として向きあうよう説いたのである。ここでの主張は、「元来我が大島は誇りにもならないレベルの低い文化にシガミ付いて」いたとの反省から、演劇を文化に、また「団結」へのきっかけにしようとの宣言でもあった。

この年一一月の共楽団役員選挙では、石本が団長に再選された。さきにみたとおり、このころ団員数は六〇名から七〇名となる。

石本が団長と明記された記録はいまのところ、「共楽団々員一覧表　昭和九年十月二十九日」までとなる（『九年秋季／演芸／共楽団』一九三四年一〇月）。それ以降は、一九三六年四月四日発行の『共楽団報』に編輯担当者として石本の名が記載されているところまでの記録しかない。「新しい芸術形式」（前掲石本俊市（「時代劇々評」）の大島での登場を望んだ石本は、記録の残るところでは、一九三〇年代前期の演劇革新を担い推進した療養者だった。その企図はおおむね成功したとみてよいだろう。だが一九三七年になると時局は、秋季興行の開催を停止させた。

演　目

ここに、わかるかぎりの共楽団による興行演目をあげておこう。

一九三二年一一月七日、八日（『演芸団報』第二号、一九三二年九月二三日、同第三号、同年一一月一日）
「現代劇 女は弱し母故に」全六幕一一場、江見水蔭原作、脚色者藤田穂心、書記者苗村正栄、主題歌林健作、作曲者岡本喜一
「時代劇 大岡政談 木鼠の久蔵」全七幕一〇場、振師朝倉要三郎、立師橘高勘二郎、太夫小野栄助、狂言藤田、朝倉、橘高
一九三三年一月一三日（『正月興行プログラム』）
「車夫の診療」二場
「父帰る」一場、菊池寛原作
「五郎劇 責任観念」一場、曽我廼屋五郎作
「大切 蝶千鳥曽我実録 中村の段」
一九三三年七月二五日（『挨拶』）

「喜劇 バケツの水」曽我廼屋五郎作
「社会劇 白痴殺し」津田和也作
「時代劇 時勢は移る」菊池寛作
一九三三年一一月一日、二日（『共楽団報』一九三三年一〇月二八日発行号）
「時代劇 国定忠治」四幕、川村花菱原作、演出指揮山脇千代蔵、同助手渡辺直一、背景宮原安彦
「歌舞伎劇 先代萩 御殿之段」演出指揮朝倉要三郎、同助手藤田兵吉、床小野栄助、背景近藤平一
「翻訳悲劇 マダムX」三幕、訳者中木貞一、演出指揮藤田兵吉、同助手朝倉要三郎、背景加藤貞三
「歌舞伎劇 太閤記 十段目」演出指揮朝倉要三郎、同助手橘高勘二郎、床小野栄助、背景加藤貞三
一九三四年五月七日、八日（『演芸団報』一九三四年五月五日発行号）
「社会劇 嬰児殺し」一幕、山本有三原作、演出指揮朝倉要三郎、背景近藤平一
「現代劇 良心」一幕、曽我廼家五郎原作、演出指揮野崎富助、舞台装置加藤貞三
「現代劇 或日の三蔵」二幕、大蔵桃郎原作、演出指揮渡辺直市、舞台装置宮原安彦
「歌舞伎劇 弁天娘女男の白浪」二幕、黙阿弥原作脚色、演出指揮小林又市、舞台装置加藤貞三
「時代劇 浦の苫屋」二場、菊池寛原作、演出指揮山脇千代蔵、舞台装置宮原安彦
一九三四年一一月三日、四日、五日（『演芸』一九三四年一〇月六日発行号、『九年秋季／演芸／共楽団』一九三四年一〇月二九日）
「現代喜劇 十六形」三幕、曽我廼家五郎作、演出指揮渡辺直市

「現代劇 屋上の狂人」一幕、菊池寛作、演出指揮野崎富助
「時代劇 やくざ順礼」三幕、原巌原作、キング掲載、脚色山脇千代蔵、演出指揮金川稔
「歌舞伎劇 絵本太閤記 本能寺之段」演出指揮小林又市
「歌舞伎劇 恋女房染分手綱 三吉愁嘆の場」演出指揮小林一雄
一九三五年一月八日（『共楽団報』一九三五年一月七日発行号）
「喜劇 空けゆく空」曽我廼家五郎作
「現代劇 病葉」瀬戸英一作
「時代劇 茅の屋根」菊池寛作
「少女の踊り」
「歌舞伎劇 恋飛脚大和往来 新口村の段」
一九三六年四月六日（『共楽団報』第一六号、一九三六年四月四日）
「三番双万才」
「喜劇 手折れぬ花」一場、曽我廼家五郎作、演出指揮渡辺直市
「艶容女舞衣 酒屋之段」演出指揮山脇千代造
「秀吉と清正」二幕、菊池寛作、演出指揮小林又市

なお、大島には「演劇ニュース」と題された謄写版一枚刷りが二号分残っている。発行年月日、編集者、発行者の記載はない。おそらく一九三六年四月一日上演の演目がそこに記されている――「琵琶劇

桜井之駅楠公父子ノ別 一幕」「中狂言 大和往来恋飛脚 一幕 梅川忠兵衛封印切」「切狂言 源平魁躑躅 一幕二場 扇屋熊谷上総店先ヨリ加茂川迄」。

この紙面には、「職員の方でも何かやらうと所謂「有閑?・職員」の考へ出したのが職員の芝居だ、何時も何時も病者にばかり見せてもらつてゐたのでは、所長殿に対して申訳ない。緊褌一番高麗屋、成駒屋の向ふを張つて大歌舞伎。病者諸君の肝を奪つてしまおおと云ふ算段である」というのだから、これは療養所職員による芝居興行の案内なのである。療養者への対抗意識を剥きだしにしているところが子どもじみて無邪気だ。ほかの療養所を見渡しても、こうした記録はとてもめずらしいだろう。どのくらいの入りだったか、どれほどの出来だったか、そうした劇評は残っていない。

追悼

直後の追悼号

ここでもういちど、石本を追悼するようすを、彼と同じ信徒の言葉にみるとしよう。一九四〇年に廃刊となった霊交会の機関紙『霊交』は、長田穂波が望んだ「復活発刊」を遂げなかったが、「霊交」「復刊」の文字を記した逐次刊行物が、一九七三年に創刊された。「大島霊交会週報」と題されたそれは、『霊交』とは紙面構成などまったく異なる、聖日礼拝のプログラムであり「お知らせ」を信徒に伝える広報でもあるタイプ印刷の刷りものだった（阿部安成、石居人也「後続への意志—国立療養所大島青松園での逐次刊行物のその後」滋賀大学経済学部ワーキング・ペーパーシリーズ第一一六号、二〇〇九年九月、の石居執筆稿を参照）。

その第三三〇号（一九七九年一一月四日）が石本の死を伝えた。まず「お知らせ」欄をみよう。「去る二六日、午前七時五〇分、会員の石本俊市兄が突然召天せられました」と告げ、「二五日午後一一時まで便りを書いておられ、そのあとたおれられて意識不明のまま」の逝去で、「死因は脳内出血の由」と報じた。告別は、「これまで数少ない（三一年ぶり）自治会葬」となったという。

なお、一一月四日の聖日礼拝では、奏楽を神崎正男がつとめたと記録されている。その三週間後となる二五日の聖日礼拝は、「石本俊市兄召天三〇日記念会」となった。奏楽はやはり神崎、司会は曽我野一美だった（『大島霊交会週報』第三三三号）。このころ、このふたりの組みあわせによる礼拝がいくどかみられる。神崎とは神美知宏（こう）で、彼は二〇一四年五月に大島でも多磨でもない群馬で亡くなった。急逝時の神は、全国ハンセン病療養所入所者協議会会長の職に就いていた。彼の訃報は、「一九九五年に全療協の事務局長に就任し、故・曽我野一美さんらと入所者運動をまとめた」と伝えた（『朝日新聞』二〇一四年五月一〇日朝刊東京本社版）。一九九五年には大島を離れ、多磨全生園に住んだのだろうか。二〇一三年二月一六日に、石居人也と西浦直子といっしょに、神を囲んで話す機会を得た。大島にゆくと教会堂のオルガンをひとり弾くことがあると聞いた。大島に帰ると、と話したかどうか、忘れてしまった。

石本の訃報を載せた『大島霊交会週報』第三三〇号の第一面には牧師による「故石本俊市兄告別式辞

より」がみえる。そこには、「人間は何かのために自分の体と魂を削るようにして使いきつて死んでいく者、そう考えますと、石本さんは自分の命を充分に使いきつていかれた。単に細々と命を永らえられたのではなく、七六年の生涯を生ききつていかれた、そう思います」と惜別と詠嘆と讃美とを籠めた言葉がある。「私たちはあの石本さんの生涯をふり返つて、寡黙だつたけれども意志の強かつた、情熱的だつた人間の生き様を示されます」との言葉も送られた。

召天一周年

一九八〇年一一月一六日発行の『大島霊交会週報』第三八四号第一面の「先週の礼拝立証より」が、石本を回顧した。執筆は信徒の角川（すみかわ）一行。二〇一四年五月に亡くなった彼の生涯は九〇年をこえた。角川は、「多くの先達の中で主として石本さんを思い出しますが」と石本について語り始め、「石本さんは、三宅さんをよく思い起し、その挨拶ぶりを深くならつておられたことは余りにも有名です」と伝え、また、「石本さんがよく言われ注意されていたことは、「大島内の伝道、療養所内の伝道は困難である。なぜなら言葉で語つただけではいけない。どんなに良いことを言つても、ハシの上げ下げまで分かる共同生活の中では生活がなつていなければ、それは通用しない」ということでした」と、いうならば石本の修練を顧みている。「その意味から、石本さんの生活は、皆さんよくご存知の通りでした」といって、在園者のみなが知るところだという石本の姿を、言行一致の克己のひとだとかたちづくっている。

わたしはこの造形を誇張だとはみない。通俗の世辞でもない。わたしは石本に面識はなく、彼が記した文章などの痕跡を知るのみである。わずかではあれ、彼の生きた痕は、わたしたちが史料として用いる過去の記録の、その残りぐあいにはっきりとあらわれている。ほぼ一部ずつ残る逐次刊行物『報知大島』は、石本からわたしたちへの幾日月をもこえて渡された贈りものなのである。

療養者の死

一九七〇年代に七〇歳台で生涯を閉じた石本は、短命とはいえない。喜寿を祝えなかったとはいえ、長命を寿いでもよいとおもう。療養者たちがしばしば「本病」と呼んだハンセン病そのものは、かならずしも罹病者を死なせる病ではなかったのである。病と死とのあいだになにかしらの因果関係を指摘できるのかもしれないが、死因がハンセン病だと特定できた在園者はいたのだろうか。

さきにみたとおり、石本の逝去直後に牧師は、彼がその「生涯を生ききつていかれた」と、いわばその生の評定に満点を与えたのだった。しかも、たんにほそぼそと命を永らえたのではなかったというのだから、余すところなくというよりもなおいっそう、その生が生きられたこととなってしまう。これは、そのとおりなのだろうか。

わたしは、石本の生にも残余があったとか、そうした生涯は不完全燃焼だったとかいいたいのではない。故人の生を讃える、その賞讃の言葉と姿勢を問いたいのである。

生き切ったとの生への讃美は、そうではない、ただほそぼそと生き永らえたにすぎない生を貶めることとなる。生き抜いたとの賛辞も同じで、生き抜けなかった生は、評価者によって見捨てられてしまうのである。療養所ではともかくも生きることがひどく困難だったという前提があるから、そうした惨い境遇でなお生きたことを讃えたいのだろうが、療養所に暮らしたものたちの生についての評価基準がこれ一点しかないとすると、これではいくつもの療養者の生が弾かれてしまい、あるいは、死してなお療養者を叱咤しつづけることになりかねない気がする。わたしたちは、気づかないうちに、療養者に向かって、あなたはどう生きたのか、その生の長さと質と意味はなんだったのか、と問いつめているのである。この問いは、観察者がみずからに向けるべきが道理であって、療養所と療養者を観察するものこそが、その問いをまえに呻吟するはずなのだとおもう。

観察者にとってそうした問いがあることを、療養者の死が告げている。

VII 大島を歩く

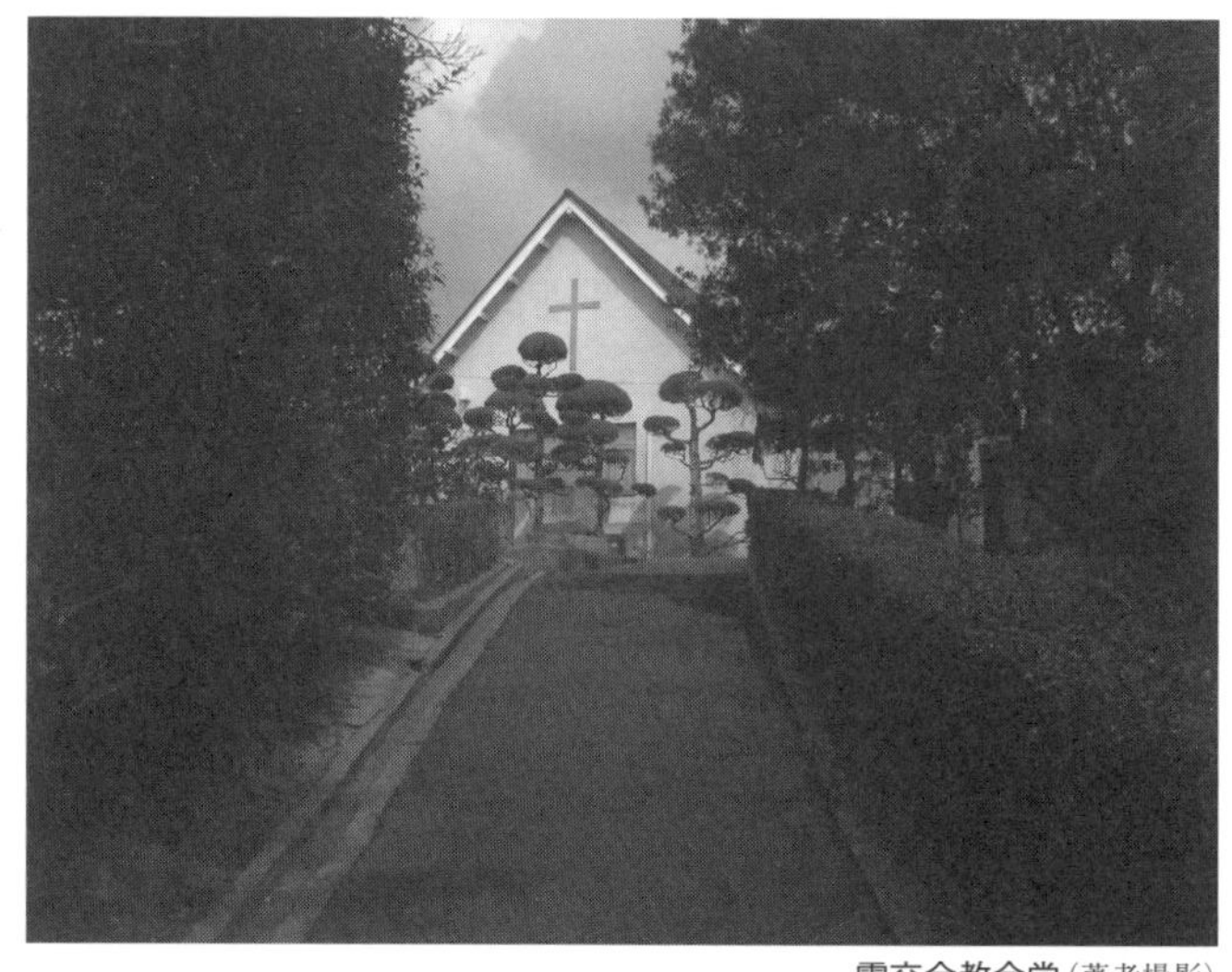

霊交会教会堂（著者撮影）

大島へいった当初は、桟橋から文化会館までを往復するだけだった。そのころは、いまの多目的広場のところに大島会館があった。あの会館はよかったという在園者がいまもいる。わたしはそのなかに入らずじまいで、館内のようすは往時の写真に見るしかない。のちに作業場所が移り、桟橋とキリスト教霊交会教会堂とのあいだを歩くばかりとなった。

大島への上陸はまず、桟橋に立つこととなる。そこは西の浜。くの字型に曲がる桟橋は、つけ足しのすえにそうなったと在園者から聞いた。桟橋を折って歩くと二本の門柱のある正門へいたる。その左手まえには、園内の案内図がある。この辺りが島のなかの平坦部で海抜二・七メートルほどとなる。正門手まえを左に折れると、その左に「心月園」と名づけられた公園が、右には「墓標の松」と呼ばれる松林が広がる。平家の落人を葬った標（しるし）という松も、この一〇年くらいで、虫に喰われてずいぶんと伐られてしまった。

都下の多磨全生園とくらべても、大島には太く樹齢が長いと見える木々はそう多くなく、園内の道も整然とした区画にはなっていない。歩きだすと道があちこちでくねっている。現在の大島会館のまえにでると、そこは開けた広場になっていて、ときどき、あおぞら市が開かれる。葬儀が営まれる協和会館やカフェ・シヨルとなったかつての面会人宿泊所がこの広場に面している。ここまでくると東の浜が近い。南北に伸びる島の東西は狭い。

大島会館の左側に坂が伸びる。このかなり急な坂からさきが「宗教地区」と呼ばれるいくつもの宗教宗派の施設がならぶ一帯となる。坂をのぼりながら右手の東方に目をやると、兜島、鎧島、稲毛島が見え、そのさきには小豆島も見渡せる。手まえの島々とのあいだは潮の流れが急なようで、しょっちゅう白い波が立っている。大島を挟むように航路があり、ゆきかう船を見ない日はない。ここで大島の南にあるふたつの小山を望み、その後方には五剣山や庵治の町も見える。

坂のとちゅうを納骨堂のほうへと左にのぼるとさらに視野が東西に開ける。西には弁天島と矢竹島が手まえに、その向こうには男木島と女木島、空気が澄んでいると目を凝らさなくてもさらに奥に瀬戸大橋が見つかる。そのあいだには、みごとに三角のかたちをした島が見える。瀬戸大橋からもその三角の島がわかるのに、そのさきは島々が重なりあうためか、橋から大島をこれと定めることがいつもできない。

宗教地区に入ると、坂はいくらかゆるやかになる。信徒がいなくなった宗教施設は取り壊され、間引かれたような空き地が二か所ある。この辺りではそれだけが洋風建築となる霊交会の教会堂はバタ臭いといわれたろうか。大島の北の山に伸びる道は教会堂のわきで平坦になり、そこは桜並木となっている。大島の桜は、ここと南の小学校のまわりにある。山へつづく道のとちゅうの桜並木は、もう花見の場所ではなくなったという。急な坂が高齢者には難所となるのだろう。

歩く、迷う

桜並木がとぎれたところが十字路となり、右にくだると一五寮などかつての独身寮の辺りへ、左に折れ左右の畑のあいだを抜けて「風の舞」へ、まえへ進むと「相愛の道」へとつづく。

一九三五年に療養者たちが造ったこの道は、おそらく「同胞相愛」からその名をとったとおもわれる。ここが恰好の散歩道となったというのだから、療養者も若かったのだ。北の山をぐるりとめぐる、一周しても三〇分ほどであろう周回路には、盲導鈴のかわりのはずなのにもう音の鳴らないスピーカーがふたつくらいあり、銀色の盲導柵も一部にはある。かつては目の見えないひとたちも、ここに憩いにきていたのだった。

相愛の道のとちゅうにかつて四阿(あずまや)があり、いまそこには「つつじ亭」という名のこれまた四阿がある。かつてのそれは家屋だったが、いまは壁のない屋根を四方に葺きおろしただけのベンチのある休憩所となった。ここで相愛の道をはずれて山道を少しのぼると大島神社にいたる。いまはもう相愛の道を歩いたり、大島神社に参ったりする在園者に会うことはまずない。

一本道の相愛の道を歩いても、道に迷うことはない。ひとがほとんど歩かない道には、草がはげしく繁茂し、ひとの背丈ほどに伸びると足元も前方も見えなくなる。すると、恐々と歩きつつ、さきへ進むか引き返すかと迷うこととなる。相愛の道は、草もそう伸びず、虫もあまりいない冬に歩くとよい。五月を過ぎると一二月くらいまでは歩きづらくなる。

大島の北の端には、牛と馬の名がついたふたつの背がある。東に突き出た「牛の背」の突端まで小道がつづく。大仰には島の最北端といってよい「馬の背」は少し離れたところから見るばかり。どちらの背の海もごうごうざわざわと音が鳴るほどに潮が急なようだ。

陽当たりの加減で、相愛の道にはジャングルと喩えたくなるほどに草が繁るところと、それほどでもないところがある。日蔭の湿った辺りでは、歯朶のたぐいが多くなる。一本道もその表情を変えるというわけだ。在園者から、相愛の道に花を咲かせる苔があると聞き、その写真を見せられた。わたしたちはそれを見つけられなかった。いま相愛の道を熟知する在園者は、そのひとひとりだろう。

相愛の道の歩き初めを、初めて島にきてから一〇年もの年月を経てようやく達成し、わたしたちは、まさに「踏破」と呼びたくなる満足感を味わった。とは、これまた大仰なもののいいようだが、島のあちこちを一歩一歩と歩いてゆく機会を増やすと、未踏の場所の多さを知り、島の広さを感じていった。

歩く、知る

大島でも当然、ごみは分別回収をしている。燃える、燃えない、カン、ビン、ペットボトルそれぞれの大きな籠やバケツが五点セットとなっていくつかの場所においてある。大島にいるあいだわたしたちはほとんど生ごみをださない。せいぜいバナナや梨の皮くらいだ。大量の生ごみは、これまた分別した方がよいとつい最近になって知ったのは、うかつだった。もっとも、豚舎も鶏舎もないいま、それをどう処分するかはよく知らないのだが。

いつのころにか、霊交荘と墓地のあいだの西海岸に面したところに、燃えないごみを集積するゲージができた。せいぜい五年まえくらいのことか。そこには覆いも屋根もないために、袋が破けたり強い風が吹いたりすると、こまごまとしたビニールなどが飛び散ってしまう。それに対処する気配はいっこうにない。だがいま、大島でごみ問題が深刻化しているとは聞かない。

　栈橋から正門をとおって右に折れると、畑、廃屋、墓地へとつづく。かなり崩れた家屋と朽ちつつある墓石群は、大島に療養所ができるまえにひとが住んでいたわずかな痕跡として、いまある。墓石の表面は磨滅して、刻まれた文字が読めなかったり、いくつかの墓石は元あった場所から離されて積みあげられたりしている。もう墓を参るひともいないのだろう。いちどだけ、廃屋のかたづけにきていたひとに出会ったことがある。ある在園者の名をあげ、そのひとの息災が尋ねられたが、彼はもう亡くなっていた。

　栈橋から南の方は、信徒がほとんどいなくなったカトリックの教会堂があり、かつての職員宿舎が戸建であったり団地になっていたり、どれもが往時の活気の残映のようで、ただ、ヘリポートと高速艇用の栈橋だけが新しい。そう、生徒がいなくなった小学校の分校も、数年まえにわずかな数の生徒が入学して再開されている。ふたりの児童の島内マラソンは、在園者が見守るなかの行事となる。歳の差にみあう距離を隔てたスタートラインが微笑ましい。

　小学校校舎近くにある皇子（おうじ）神社も、かつての島の暮らしの名残となる。草が生い茂った参道をそれと知ることはむつかしい。おそらく大島の氏神として皇子神社があり、療養所ができたのちにしばらくしてから療養者の崇敬の中心として大島神社が勧請され、療養所職員のこころの拠りどころとして貞明皇太后の歌碑が建てられたのだった。

さきへ歩く

園のホームページで見られる「国立療養所大島青松園配置図」では、この小学校校舎の辺りからさらに南へ道が伸びている。草藪のなかに隠れて道が見えない季節もある。のぼりくだりがあり、右に左にと曲がる道は、とちゅうで視界の開けたところにでたり、おそらく集水路の一部とおもわれる送水管のしたをくぐったりして、ゆるい擂り鉢状の窪地につづく。その周囲には、大島にはめずらしい竹林も見える。ここが、「産業廃棄物の最終処分場（安定型）」だった。

大島は瀬戸内海国立公園のなかにある。一九九〇年代末には、大島青松園での医療廃棄物の投棄が報道されたこともある。島の南端近くにあるこの処分場がいつ造られたのか、『創立百周年記念誌』（国立療養所大島青松園、二〇〇九年）など園の公式記録には記されていない。金網フェンスの内外は、地面がまったく見えないほどの草で覆われている。そのなかにだれも入らなくなってから、相当の年数が経過したとおもわせている。

二〇一〇年に開催された瀬戸内国際芸術祭二〇一〇では、かつて海中投棄された解剖台が引き揚げられ、それが大島会場の、あるいは芸術祭の「目玉の一つ」と報じられた。その投棄場所は、西海岸の北端に近い、「風の舞」と呼ばれる追悼施設のしただったという。その辺りにはいまも、バッテリーやタイル、鋏などの器具が散らばっていて、それらをコールタールで固めようとしたと見える形跡がある。在園者のひとりは、メスを探したが見つからなかったと語っていた。

島ではどこでも、廃棄物には苦慮するところだろう。廃棄とは、あるものがあったことを記録から抹消することであり、人びとの記憶から消去することにつながる。大島青松園の医療廃棄物について、いつ、なにを、どれだけ、どこに廃棄したのか、それがわかる記録があるのだろうか。そうした廃棄物を記録した文書があるのかどうか、閲覧できるかどうかを、わたしたちはまだ確かめていない。

いくにんかの在園者や元職員は、廃棄物についていまもしっかりと覚えている。

うえへ歩く

島の北の山で歩いてのぼれるもっとも高いところが大島神社の辺りで、島の南ではそれがふたつの山に分かれる。ひとつは、旧官舎団地の辺りから坂道をのぼり、かつての貯水池と、現在使用されている巨大な貯水槽を右に見ながらのぼると、ＮＴＴの塔がたつ小山の頂上にいたる。その周囲には草が伸び、絶景というほどの見晴らしではないが、庵治の町が見える。坂のとちゅうからは島の北方が見渡せる。すぐ手まえには、大島の最高峰が見える。峰というほどではないが、大島には頂が三つある。どれも目測で一〇〇メートルをこえてはいない。南のふたつの山の周囲には集水路がめぐらされ、それがさきの旧貯水池に水を蓄える役を担っていた。在園者のひとりは、送水管の暗渠を匍匐して進んだことがあるという。

その冒険者は、撮影場所を探すために、大島の最高峰にもしょっちゅうのぼっている。わたしたちはその道を知らない。それを知る在園者もほとんどいないだろう。大島には彼だけが知る道がいくすじもある。三脚を担いでの登山も厭わず、彼は島の風景を記録しつづけてきた。外の世界への憧れゆえに、療養者は島からの眺めをファインダーにおさめてきた、などとわけ知り顔に語ると、たぶん大島に生きるひとを見誤るとおもう。もちろん、ひとによっては高いところからの眺めを心地よく感じると知っている。解放感を満喫するひともいるだろう。ただ、彼のばあいは、デジタルカメラという精密機器のその磨かれ抜いた卓越の機能に感じ入っているのだとわたしは推察する。望遠や接写、自動焦点、複製の容易さといった仕組み（メカニズム）をおもしろがり、それを駆使することでこの世界の情景を手中におさめられる愉悦を気に入っているようなのだ。

大島の最高峰を踏破した彼は、女木島にも渡って可能なかぎり大島の全景をとらえようとし（本書カバー写真）、それでも足りずに、園が実施した航空撮影による写真の複製も入手して、島の全体を見渡す視点をわがものとしていた。それは「閉ざされた島」を超えるのではなく、徹底してその場所に即（つ）く生の探求の一端なのだとおもう。

ひまに歩く

わたしはなにも島で暇にしているからぶらぶらと歩くのではない。ただ、散歩という文字には、暇にまかせて歩く、という意味が滲んでいるように見える。

つい「白砂青松」（大島青松園ホームページ「概況」）の島といいたくなるのだろうが、ここ一〇年のようすを見ても松は伐られたし、在園者のいうには砂浜もだいぶ狭（せば）まったとのこと。潮がかなり高くなったからという。確かに、浮き桟橋の高松港はほとんど支障がないのだが、大島の桟橋では潮のぐあいで、乗船下船時にのぼったりくだったりすることとなる。潮が高く風が強いと、桟橋に波がかぶってしまう。これまででわたしが体験したもっとも高い潮のときには、大島で船に乗るのに、軽トラックの荷台にさらに踏み台をおいて、そこから船にあがったのだった。西の浜では桟橋から南の方に、東の浜はほぼその全域に、コンクリートの防潮堤が設置されている。

三・一一以降だろうか。東の浜では防潮扉がつねに閉じているようになった。二〇一四年の台風接近時には、西の浜でも閉じられた防潮扉を初めて見た。

その防潮堤は、わたしの恰好の散歩道となっている。西も東もどちらも片道二〇分ほどの距離である。在園者がジョギング職員とのあいだで「挨拶を交わした後のなんとも言えない爽快な気分」を楽しんだこともあった（東條康江「夕暮れの散歩で出会ったもの」『青松』通巻第五八三号、二〇〇二年一二月）防潮堤でいまは、ウォーキングやジョギングをする職員とゆきかうことはない。ときどき西の浜の防潮堤を朝に歩く在園者がいる。ダイエットのためという。最初に会ったときはちょっとだけ立ち話となった。短い時間のなかでなぜ将来構想の話になったのか覚えていないのだが、勝手にここに連れてこられて、人数が少なくなってまた勝手に他所に移されたらかなわん、とぼやかれた。でもすぐに、そのころはもう呆けてしもうて自分がどこにおるかわからんようになっているかもしれんと話しとる、と呵呵大笑い。

西海岸は、桟橋から南に大きく三つの弧状の浜に分かれている。それぞれの区切りのところは岩が突きでていて、それを回り込まないとさきにはゆけず、潮が干たときに踏査を試みようと企てながら、まだ歩き切ることができていない。

理系の苦手なわたしに地質学の心得はまったくない。歴史は素人でもあれこれ口出しできるが、地質はなにがどうなっているのか、なにを見たり読んだりすればよいのか、わたしには皆目見当もつかない。わざわざこう切りだしたのも、西海岸南の岩や地層がとても不思議なのだ。斜めの地層、手でひっかくようにするとぼろぼろと崩れてしまう地質は、島の組成のなにを物語っているのだろう。春から夏には大量の舟虫がいる海岸も、冬になると魚以外はまるで生きものがいなくなる。このところは、黒い海鵜が増えたと感じる。

かつて西海岸の南には果樹園があった。舟で渡るよりほかないそこは、療養者にとって遠足気分ででかけるところとなっていた。療養者の果実を待ちわびる気分やちょっとしたおでかけの楽しみに満ちていたであろうその場所に、過去をたずねる縁(よすが)は残っていない。

わたしたちはいつ、島の南端に立てるだろうか。船に乗るたびに、そこを見つめている。通販で買った跣足袋をはいていつか浜歩きをしようとおもう。

本書を終える　――あとがきにかえて

「島で」と題された本書は、二〇一四年に大島のキリスト教霊交会が創立百周年を迎えるので、それを記念する刊行物として立てた企画の果実となった。大島をフィールドとしたわたしの調査研究ももう一〇年におよぶ。そのひとつの区切りとなる成果をまとめようと始まった執筆は、二転三転して本書の構想となった。

霊交会に集った人びとを軸に、療養所と療養者の生をめぐる歴史を書くという構想の大きなきっかけに、二〇一四年五月一六日の墓前礼拝があった。わたしに信仰心がまったくないにもかかわらず、ひょんな書史との邂逅によって霊交会教会堂を、大島のなかのとりわけ重要なフィールドとして設定して調査と研究をつづけてきたひとつの帰着が、その墓前礼拝となったようにおもう。

この礼拝は、霊交会創設者のひとり三宅官之治の郷里にある彼の墓碑のまえでおこなわれた、霊交会信徒にとって初めての島外での墓前行事となった。療養所に生き、そこで死んだ療養者の墓碑が郷里に建てられたことはとても稀で、その所在がわかったことも稀有と感じられ、そこにいたるには、いくつものひととのつながりがあったと、わたしは深く知ることとなった。このとき、「つながり」や「結びつき」「結びあい」という言葉があらわすところを軸にして歴史を描けるだろうと見越した。顧みれば、わたしが「つながり」の語を用いて療養者の生をあらわした論考は、二〇〇八年発表の「長田穂波日記一九三六年―療養所のなかの生の痕跡」(二)(三)にさかのぼる。いま、この言葉が、これまでのハンセン病史の記述に多用されてきた「生き抜く」や「たたかう」との語にかわって、療養者の生をあらわすときに活用できるなかなかに適切な術語だとおもうとともに、その生を絶対視することなく、療養所にいた、療養所にあることとなった、そのようすをつかまえる手立てを探らなくてはならないと、わたしはいま身構えている(サリー・フィッツジェラルド編、横山貞子編訳『存在することの習慣』筑摩書房、二〇〇七年、原題はTHE HABIT OF BEING、一九七九年刊)。

構想から刊行までのあいだにいくつかの難儀があり、共著として始めた執筆も、ここにわたしひとりの著述として発刊することとなった。ただ、もうひとりの執筆予定者の稿は、べつな機会に公刊される予定がある。わたしたちの思索と著述が、療養者を説くこととなれば、それは望外の幸いとなる。

参考文献

青山陽子『病いの共同体―ハンセン病療養所における患者文化の生成と変容』新曜社　二〇一四
阿部安成「伝染病予防の言説―近代転換期の国民国家・日本と衛生」『歴史学研究』686　一九九六
「「衛生」という秩序」斎藤修ほか編『疾病・開発・帝国医療―アジアにおける病気と医療の歴史学』東京大学出版会　二〇〇一
「養生から衛生へ」小森陽一ほか編『岩波講座 近代日本の文化史 第四巻』岩波書店　二〇〇二
「資料紹介 長田穂波日記一九三六年―療養所のなかの生の痕跡」（1）『彦根論叢』370、（2）同前373、（3）『滋賀大学経済学部研究年報』15、（4完）『彦根論叢』375　二〇〇八
「国立療養所大島青松園キリスト教霊交会蔵書について―香川県大島の療養所を場とした知の蓄積と発信」滋賀大学経済学部ワーキング・ペーパー・シリーズ107　二〇〇九
「長田穂波遺稿―死んだ穂波が遺したものは」滋賀大学経済学部ワーキング・ペーパー・シリーズ129　二〇一〇
「死んだ穂波の横顔に―長田穂波探索」滋賀大学経済学部ワーキング・ペーパー・シリーズ130　二〇一〇
「長田穂波の聖―消えゆくものども」滋賀大学経済学部ワーキング・ペーパー・シリーズ131　二〇一〇
「癩と時局と書きものを―香川県大島の療養所での一九四〇年代を軸とする」黒川みどり編『近代日本の「他者」と向き合う』解放出版社　二〇一〇
阿部安成、石居人也、脇林清「コンクリート塊の牽引―瀬戸内国際芸術祭二〇一〇の解剖台展示とハンセン病療養所における死をめぐる生活環境」『滋賀大学環境総合研究センター研究年報』8（1）　二〇一一
阿部安成「さあ、「解剖台の歴史」について、お勉強しましょう。―瀬戸内国際芸術祭二〇一〇大島会場の展示作品をめぐる考現学」滋賀大学経済学部ワーキング・ペーパー・シリーズ157　二〇一一
「かくれんぼの書史―国立療養所大島青松園協和会（自治会）所蔵史料『報知大島』『所報』『全癩患協ニュース』の紹介」滋賀大学経済学部ワーキング・ペーパー・シリーズ159　二〇一一
阿部安成、石居人也、松岡弘之「自治のオリジン―瀬戸内海の大島における自治活動の手書き日誌」滋賀大学経済学部ワーキング・ペーパー・シリーズ172　二〇一二
阿部安成「自治の曝書―『報知大島』を解説する」阿部安成監修、解説『報知大島 リプリント国立療養所大島青松園史料シリーズ1』近現代資料刊行会　二〇一二
「海きて、しま見て、島知って―療養所の島を会場とする瀬戸内国際芸術祭二〇一三観察記録」滋賀大学経済学部ワーキング・ペーパー・シリーズ189　二〇一三
「アート・クリティーク―大島、現代アート、瀬戸内国際芸術祭二〇一三」滋賀大学経済学部ワーキング・

ペーパー・シリーズ195　二〇一三

「歴史の島―国立療養所大島青松園の記述をめぐる歴史の領分」滋賀大学経済学部ワーキング・ペーパー・シリーズ199　二〇一三

「故郷の島―国立療養所大島青松園の記述をめぐる歴史の領分(2)」滋賀大学経済学部ワーキング・ペーパー・シリーズ201　二〇一三

「総合する企て―『藻汐草』を解説する」阿部安成監修、解説『藻汐草 リプリント国立療養所大島青松園史料シリーズ2』近現代資料刊行会　二〇一四

「媒材となる交信を―『霊交』を解説する」阿部安成監修、解説『霊交 リプリント国立療養所大島青松園史料シリーズ3別冊』近現代資料刊行会　二〇一四

「転成と創世―『癩院創世』を解説する」阿部安成監修、解説『霊交 リプリント国立療養所大島青松園史料シリーズ3別冊』近現代資料刊行会　二〇一四

有薗真代「「社会に出ること」の意味―国立ハンセン氏病療養所・退所者の生活史から」『京都社会学年報』12　二〇〇四

「「生活者」としての経験の力」桜井厚ほか編『過去を忘れない―語り継ぐ経験の社会学』せりか書房　二〇〇八

「国立ハンセン病療養所における仲間集団の諸実践」『社会学評論』59(2)　二〇〇八

大島青松園盲人会編『わたしはここに生きた―国立療養所大島青松園盲人会五十年史』大島青松園盲人会　一九八四

香川県健康福祉部薬務感染症対策課編『島に生きて―ハンセン病療養所入所者が語る 上・下』香川県健康福祉部薬務感染症対策課　二〇〇三

執筆者紹介

阿部 安成（あべ・やすなり）
1961年生まれ。滋賀大学経済学部教員。

本書は、滋賀大学サバティカル研修制度（2013年10月～2014年７月）、2014年度滋賀大学環境総合研究センタープロジェクト研究「療養所空間における〈生環境〉をめぐる実証研究」（研究代表者阿部安成）、日本学術振興会2014年度科学研究費基盤研究（C）「20世紀日本の感染症管理と生をめぐる文化研究」（課題番号26370788、研究代表者石居人也）、福武財団第９回瀬戸内海文化研究・活動助成「ハンセン病療養所に〈話のアトリエ〉を編む」（研究代表者同前）、キリスト教霊交会奨学寄附金による研究成果の一端である。

島で　ハンセン病療養所の百年

2015年３月20日　第１刷発行

著　者　阿部 安成

発行者　岩根 順子

発行所　サンライズ出版株式会社
〒522-0004 滋賀県彦根市鳥居本町655-1
電話 0749-22-0627

印刷・製本　シナノパブリッシングプレス

ISBN978-4-88325-560-3 C0036 Printed in Japan　定価はカバーに表示しています。